营养师说：

这样吃，孩子胃口好、身体壮、生病少

陈培毅 / 著

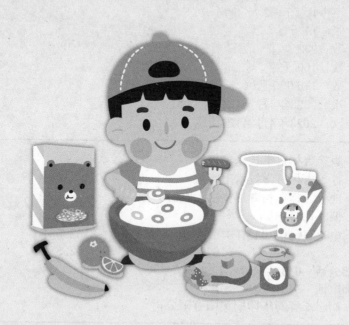

吉林科学技术出版社

图书在版编目（CIP）数据

营养师说：这样吃，孩子胃口好、身体壮、生病少 / 陈培毅著. -- 长春：吉林科学技术出版社，2023.4
ISBN 978-7-5578-9023-0

Ⅰ．①营… Ⅱ．①陈… Ⅲ．①儿童－营养学 Ⅳ. ①R153.2

中国版本图书馆CIP数据核字(2021)第234885号

营养师说：这样吃，孩子胃口好、身体壮、生病少
YINGYANGSHI SHUO: ZHEYANG CHI, HAIZI WEIKOU HAO, SHENTI ZHUANG, SHENGBING SHAO

著　　者	陈培毅
出 版 人	宛　霞
责任编辑	孟　盟　朱　萌　丁　硕
书籍装帧	长春美印图文设计有限公司
封面设计	王　婧
幅面尺寸	170 mm×240 mm
开　　本	16
印　　张	14.5
页　　数	232
字　　数	160 千字
印　　数	1-6 000 册
版　　次	2023年4月第1版
印　　次	2023年4月第1次印刷

出　　版	吉林科学技术出版社
发　　行	吉林科学技术出版社
地　　址	吉林省长春市福祉大路5788号
邮　　编	130118
发行部电话/传真	0431-81629529　81629530　81629531
	81629532　81629533　81629534
储运部电话	0431-84612872
编辑部电话	0431-81629518
印　　刷	长春新华印刷集团有限公司

书　　号	ISBN 978-7-5578-9023-0
定　　价	49.90元

如有印装质量问题可寄出版社调换

孩子的体质，父母决定

作为一名营养师，多年来我为很多个人、团体、机构进行过营养指导，也去过很多地方开展讲座，但是没有任何人能像我女儿一样，让我如此深切地体会到营养学的重要性。女儿从出生到现在，成长过程中的一点一滴，都让我有特别深的感触，想将这些感悟分享给普天下关爱子女的父母们。

假如你家里有一个孩子，你最怕的是什么？应该是最怕他生病了吧。病在孩子身上，急在、痛在父母心上。假如孩子免疫力较高，身体倍儿棒嘴又壮，那简直太幸福了。可是，"为什么别人家的孩子身体那么好，自家孩子却经常感冒呢？"很多父母都会有这样的疑问。其实，这根源，还在父母身上。

孩子的体质，归根结底是由父母决定的，主要体现在三个方面：首先，是备孕期间，父母双方的身体素质都很重要，如果父母身体素质都很好，孩子的先天条件就比较好；其次，俗话说"母壮子肥"，怀孕期间，孕妈妈的体质和营养非常重要；然后，就是孩子出生后，父母的生活状况、饮食习惯，对孩子的体质至关重要。

很多人认为，孩子的体质是由先天条件决定的，没错，前两者都是先天因素。但是，在孩子出生后，我们还是能控制后天因素的。孩子出生后，营养和运动是决定孩子体质最重要的两个方面。不管孩子先天身体素质好不好，我们都能通过科学、合理的膳食和运动计划，让孩子的体质尽可能地平和，身体尽可能地健康。

可是，虽然孩子是你的心头肉，你特别在意他的健康，但是，你真的做对了吗？工作中我跟医生有很多接触，当然也包括儿童医院的医生。他们说，孩子们经常不是撑出毛病，就是饿出毛病，至少有70%的健康问题是父母养育方法不当造成的。父母的过度关注，以及营养常识的缺乏等，都是导致孩子体弱多病的元凶。

比如，很多父母不尊重婴幼儿的生长规律，没有及时添加辅食，甚至忽略了辅食，孩子2岁了仍然以奶水为主食；还有的父母纵容孩子吃太多零食，导致孩子不肯好好吃正餐，以至体质越来越差；还有的父母对孩子挑食、偏食问题无可奈何，时间长了，孩子容易出现营养不均衡；还有的父母饮食过于单一，自己吃什么，也给孩子吃什么，导致孩子营养不良……可是，很多父母根本意识不到自己身上存在问题，就这样，孩子体弱多病地一天天长大，为将来留下了很多安全隐患。

所以，如果你真的在意孩子一生的健康，就要让自己成为一名合格的营养师，对儿童饮食均衡的科学方法有一定的认识和了解，让孩子能够科学地摄入六大类营养（蛋、奶、果、谷、脂、蔬）。如果孩子某些营养摄入量不足或过剩，将会严重影响身心健康，有可能会出现免疫力低下、智力发育迟缓等严重后果。而且，一旦孩子出现这些问题，将会很难解决。孩子的成长过程是不可逆的，追加生长十分困难，给孩子带来的危害将会持续一生。这也就是为什么我从自己的孩子身上，能够那么真切地体会到营养学对父母的重要性。

不管你的孩子现在有多大，是不是正处于生长发育的关键期，现在做总比不做好，只要你愿意，就能使他的体质发生一些改变，给他一个更加健康强壮的身体。

目录
CONTENTS

第一章
父母要学做孩子的营养师

作为一名母亲，相信你和我一样，不愿意看到孩子身上出现任何病痛，希望孩子能够健康快乐。那么，就请你从现在开始做起吧，学做孩子的营养师。你既不能让孩子喜欢吃什么就吃什么，也不能凭着自己的习惯和感觉为孩子安排膳食，而要尊重科学和规律，结合自己孩子的实际情况，为他们提供营养全面均衡的饮食。任何时候我们都要记住，孩子正处于身体的发育期，可塑性较强，良好饮食习惯的培养要从这时候开始。否则，不良习惯日积月累便积重难返，会贻害终身。

好父母，是孩子的首席营养师

作为一名营养师，我一直认为自己的工作专业性、技术性很强。直到女儿出生后，成为妈妈的我这才发现，"妈妈"这个职业才真的是一项专业性、技术性很强的长期工作，要想做好，不仅要求专业的深度，更要求其广度。它不仅需要你是一个好的营养师，还要是好的心理医生、教育家、保健医生、运动教练……

别的角色不敢夸口，但在营养师这方面我还是颇为自信的。女儿的成长是不可逆的，做错了，就注定遗憾终生。所以，在养育女儿的过程中，我真是使出了浑身解数，把自己的专业知识充分运用到实际生活中。现在我的女儿已经成年，非常健康快乐。对于为人父母者来说，还有什么比这更好的回报呢？

所以，如果你爱自己的孩子，希望他能够健健康康地长大，就要成为他的首席营养师。这项工作，你不可以假手于人，不管是你的父母、公婆还是营养顾问，都没有你合适。毕竟，你才是最了解孩子的人，也是最能把孩子照顾好的人。

可是，就我了解的实际情况来看，现状却是不容乐观的。很多父母都是"营养盲"。我问他们是否知道怎样吃才有营养时，有将近六成的父母都表示"不知道"。有些说："有荤有素就可以了吧。"有的说："孩子爱吃啥，就弄啥给他吃。"更让我惊讶的是，这些父母大都是受过高等教育的。当我问他们是依据什么给孩子安排一日三餐时，他们的回答更是让人遗憾，"我们家吃什么他吃什么""别人吃什么他就吃什么啊"。只有极少数人会告诉我："我会专门给孩子制订食谱，给他们准备营养全面均衡的餐点。"

所以，每当我听到有些父母抱怨"我们家孩子不喜欢吃幼儿园的饭菜，也不喜欢吃家里做的，都不知道他喜欢吃些什么，每天晚上嚷着要去外面吃饭，就爱吃那些洋快餐，真想不明白"时，我都想对他们说:"身为父母,不知道孩子爱吃什么,真的是你们的失职。而放任他们去吃'爱吃的'洋快餐,你们更应该检讨自己。"你自己吃也就罢了,真忍心让正在长身体的孩子吃那些高能量、高脂肪、低纤维素的食品吗?

有的父母让孩子按照自己的生活习惯来。他们自己喜欢睡懒觉,早上不肯起床吃早饭,到了不得不送孩子上学的时间,就起床带着孩子匆匆赶往学校。半路上,他们停在早餐店前,买杯豆浆,买个包子或煎饼给孩子吃。还有的父母的确工作忙,没时间给孩子准备早餐,所以孩子的早餐主要是在路上解决。而且对于吃早餐这件事,孩子更不重视,一般情况下,饿了就吃,不饿就不吃。你是上面所说的那类父母吗?如果是,除了没有给孩子提供丰富营养的早餐外,你还让他养成了不重视早餐的习惯,后患无穷。

还有一些父母,其实是很负责任的,他们唯恐孩子在学校吃得不够好、营养不够,于是,每天的晚饭,端上饭桌的又是鱼又是肉,又是炒的又是炖的,可真够丰盛。吃饭的时候,父母忙不迭地帮孩子夹菜,把他们的碗堆得有小山那么高,还一个劲儿地对孩子说:"多吃菜,米饭可以少吃点。"这样做,其实也不妥。晚饭本身不该太丰盛,更不该让孩子吃太多。

我相信以上提到的父母,都深爱着自己的孩子,只是他们可能没有意识到孩子的一日三餐有多么重要,没有意识到少年、儿童时期是人一生的基础,没有意识到孩子在生命初期形成的饮食习惯以及与其紧密联系的健康素质,对他们一生的每个阶段都将产生深远的影响。否则,他们一定会更加认真地对待孩子的吃饭问题。

看看我们身边的成年人，有多少人的疾病是不良生活习惯引起的呢？成年后的种种不良习惯，往往是儿童时期形成的。在孩子膳食结构不合理和不良饮食习惯方面，父母要负主要责任。孩子的营养和良好习惯的欠缺，我们难辞其咎。

作为父母，面对一天天长大的小生命，我们不仅要有100%的耐心和爱心，还要有一颗努力学习的心，学会做孩子的营养师，为他们打开受益终身的健康之门。这是我，也是所有父母当仁不让的责任和甜蜜的负担。

嘴不壮，孩子身体和智商发育都缓慢

遇上一个嘴不壮的孩子，简直是要了爸爸妈妈或者爷爷奶奶、外公外婆的命。每次吃饭都跟打仗似的，你费尽心思搭配出来的爱心餐点，孩子一点儿都不买账。你一大早爬起来去菜市场买菜，然后洗菜、做饭，忙活了大半天，孩子却只吃几口，喂进嘴里又吐出来，或者干脆一口都不吃。吃东西的时候，总是挑三拣四的，不是不喜欢吃绿叶菜，就是把肉嚼了两口就吐了出来，然后再来上一句："我不要吃！"面对理直气壮不肯吃东西的孩子，你是不是也曾经像我一样欲哭无泪？

我女儿小时候不爱吃肉，包成馅的肉、放到粥里的肉松，或者蒸的丸子她都吃，唯独不肯吃炒菜里放的肉。每次我把肉夹给她，她都使劲儿摇头，就是不肯吃。那段时间，可真把我急坏了，真是又生气又着急又担心。还能怎样呢？只有想办法让她吃下去，毕竟，孩子正长身体，嘴不壮，后果可是非常严重的。

前一阵，我在微信上看过一个被很多妈妈疯狂转载的故事，说的是美国一个儿媳苏珊，让中国婆婆完全领教了中外育儿有多么不同。简单来说，就是孩子任性不吃饭，于是，美国妈妈就狠心让他饿着，而且还故意做孩子爱吃的饭菜，但就是不让他吃。这还是亲妈吗？中国奶奶表示非常不能理解。但据说，美国妈妈这样做，是为了让孩子为自己的任性付出代价。最后的结果是，美国妈妈成功了，孩子养成了不挑食、按时吃饭的好习惯。

故事的真实性，自然是有待商榷的。我在这里想跟大家讨论的是：孩子嘴不壮，就让他饿着，这样做真的靠谱吗？即便没有爷爷奶奶等长辈的干涉，你能让他饿多久呢？如果你的孩子很倔强，就是不肯妥协呢？或者，你打算让他在相当长一段时间里都只吃自己喜欢的食物吗？事实上，孩子的肠胃和成年人不同，消化功能比较弱的他们，很容易出现食滞，有时候并不是孩子不愿意吃，而是吃不下。如果妈妈们没有及时发现，而是选择放任的态度，最终很可能造成孩子身体健康出现问题，也有可能导致厌食症的发生。所以，在我看来，在我国家庭里，这种理念的实际操作性并不强。

但是，父母对孩子嘴不壮的表现，一定要足够重视，因为其后果非常严重，比如，缺营养、长不高、身体瘦弱容易生病、注意力不集中等等。不管是身体还是智力的发育，都会受影响。

许多年前，在一次中学同学聚会上，很多女同学听说我是营养师，就围上来跟我打听孩子吃饭的营养问题。其中一位同学对我说，她家的宝贝儿子琪琪，是一家人的心头肉，爸爸妈妈和爷爷奶奶四个人围着他转，他想吃什么，绝对是无限量供应。他不爱吃的东西，那是"说一不二"，谁都没法让他吃掉。所以，在他们家里，经常可以看到爷爷奶奶追着孩子喂水、喂水果或糕点，但是，孩子却理都不理。

就这样，琪琪一直都不胖，看起来挺瘦弱的。眼看着别人家两三岁的孩子都胖乎乎的，四个大人愁坏了。他们想，等孩子长大点就好了吧？

转眼，琪琪上幼儿园了，他是班上最瘦小的。其他孩子都吃得很香，只有琪琪嘟着嘴，这也不吃那也不吃。现在都已经五六岁了，可是琪琪说话还是有点含糊，稍微复杂点的词句就说不清楚，急起来还大喊大叫。对于这些问题，幼儿园老师已经多次向父母反映。他们一家人愁得不行，却也束手无策。

我当时一听这种情况，就劝她一定要重视，孩子的身体发育和语言能力可能已经受到影响了。如果再这样放任下去，可能还会有更糟的后果。现在，已经过去很多年了，琪琪的身体一直比较弱，学习成绩也不够理想。我不敢说这一定是嘴不壮的后果，但两者肯定是有关系的。而且在这个问题上，父母有着不可推卸的责任。

那么为什么嘴不壮的孩子身体和智力发育会受到影响呢？大家知道，我们身体所需要的营养物质有许多，比如，蛋白质、脂肪、矿物质、各种维生素，等等，缺一不可。而这些物质，在一种或几种食物中是不可能全部含有的，因此嘴不壮，所吃的食物就不能满足孩子成长所需要的各种营养素，从而导致营养失衡，孩子也不能健康成长。如果特别严重，就有可能导致贫血、维生素D缺乏症、维生素C缺乏症、免疫力低下、口角炎、多动症、手足抽搐、脾气暴躁、爱哭闹等后果。

如果孩子糖类、蛋白质和脂肪等营养摄入量不足，就会体重偏轻，长高速度也减慢；如果孩子不爱吃全脂乳品、蛋黄、豆类、动物肝脏等食物，或不吃胡萝卜、番茄、绿色蔬菜等，可能会因为维生素A缺乏而致夜盲症，严重者可引起角膜混浊、软化、溃疡甚至穿孔，最终导致失明；而锌、铬、铜、硒等微量元素缺乏，会造成孩子视力障碍；如果孩子爱吃荤菜但不吃新鲜的绿叶菜、番茄及水果，会因为缺乏维生素A、维生素B、维生素C而引起儿童皮肤病，还可能因为严重缺乏维生素C而致维生素C缺乏症，轻者牙龈出血，重者引起骨膜下出血、关节腔内出血及肌肉内出血，严重时还很容易引起骨折……

总而言之，营养缺乏，会给孩子的生长发育、身体健康带来严重的不良影响。而且，嘴不壮的孩子，还可能因为缺乏某些营养元素而影响智力发育，因为大脑的发育和身体一样，同样需要天然营养元素的补充。除了智力外，各种食物在孩子的性格发展中也扮演着重要的角色，营养不平衡，很可能使孩子形成某些极端性格。

现在，大家知道嘴不壮的后果有多严重了吧？父母需要做的，就是给孩子提供营养丰富的食物，并且帮助他们心甘情愿地吃掉这些食物，只有这样，你才不会留下终身遗憾。

孩子免疫力差，营养缺乏是关键

1988年，在第41届世界卫生组织大会上，就把每年的12月15日确定为"世界强化免疫日"。大家可能都听说过，免疫力低容易感冒，也听说过抵抗力差了容易生病，那到底免疫力跟抵抗力是不是一回事呢？

其实，很多人口中的"抵抗力"，基本上等于医学中"免疫力"这个概念。简单来说，我们的免疫力来自身体的免疫系统，免疫系统是人体对抗外来入侵者的一个防御系统，是由很多器官组成的。如果我们的免疫系统能正常运作，就是免疫力好，如果出现异常，就容易生病。而"抵抗力"，是身体各个系统在中枢神经系统的控制下密切配合，保证人体生命活动正常进行的能力，它的范围更加广泛，其中免疫力是非常重要的组成部分。所以，要想提高抵抗力，就要从免疫力入手。

免疫力到底有什么作用呢？在与疾病斗争的过程中，人的免疫力发挥着至关重要的作用。它就如同我们身体组建的一支保护健康的军队，在与外界袭来的病毒、细菌作战时，承担了重要的防御任务。正常情况下，也许你感受不到它的存在，但当人体受到攻击时，它就会奋起反抗。比如，患上感冒或出现小伤口时，不用打针、吃药也能痊愈，这与免疫系统的修复功能有关；人体内时刻都在产生肿瘤细胞，但并非人人都会得癌症，为什么呢？多亏了强大的免疫系统。免疫力降低了会怎样呢？最直接的表现就是很容易生病。所以，如果你想让孩子身体健康不生病，调节免疫力非常关键。

免疫力高低又与什么有关呢？众所周知，人体的免疫力大部分取决于遗传基因，但是后天的影响也很大，比如，饮食、睡眠、运动、压力等。其中，饮食中的营养因素起着十分重要的作用，它是维持人体正常免疫功能和健康的物质基础。而孩子在儿童、少年时期生长发育迅速，代谢旺盛，是一生中身心健康发展最重要的时期。所以，充足、合理的营养，对增强孩子的免疫力至关重要。

每个孩子生下来的时候，免疫系统在功能上已经几乎完整了，而且最关键的是，他们拥有来自妈妈的免疫抗体，可以保证他们基本健康。但是，在孩子出生6个月后，来自母体的免疫抗体基本消失，可是他们自身的免疫系统还不够完善。这时，由于体内的免疫球蛋白水平比较低，对致病因子的免疫力也就比较低，大家可能会发现，6个月以后的孩子，很容易腹泻和感冒发热。

孩子3岁以后，他们的免疫系统、消化系统、呼吸系统等基本上发育完善，免疫力也就一步步增强了，自然而然就不那么容易感冒了。

但是，6岁以内的孩子，属于医学上所说的"生理性免疫功能低下状态"。这也就意味着，6岁以内的孩子，要格外注意营养。跟身体的免疫功能关系密切的营养素，主要有蛋白质、维生素A、维生素C、维生素E、铁、锌和硒等。但孩子自己还不会选择食物，因此，父母一定要注意给孩子选择一些富含这些营养素的食物。

有的父母可能会觉得，既然免疫力主要是遗传的，我们俩身体这么棒，孩子身体一定也会很棒的。这样想的父母可要注意了，假如婴幼儿营养失衡，不论是缺乏和过剩，都会干扰正在发育中的免疫系统，甚至会改变遗传基因的表达。这不仅会让他们在年幼的时候不断感冒、小病不断，还有可能在长大成人后出现各种免疫疾病以及心血管疾病、糖尿病等慢性疾病。这个后果，一定不是你们想看到的吧？

所以，孩子营养好不好，不仅仅关系着他是否长得高、是否聪明，还关系着他一生是否健康。不管是缺乏钙、锌、铁，还是缺乏维生素A、维生素D等，都有可能导致孩子营养不良、免疫力下降。

但是，物极必反。虽然营养缺乏是孩子免疫力差的关键原因，但营养过剩同样会让孩子免疫力变差。比如，有些妈妈糊涂，给一些小婴儿喂奶的频率过高，只要孩子一哭，就给他们吃奶，根本不管是不是超出了孩子的需求量。还有的父母，给孩子添加的辅食过多，让孩子长得太快，同时又缺乏运动，这也很容易导致孩子免疫力差。所以，要想给孩子增强免疫力，营养也不是多多益善的。

在这里，我特别想提醒大家的是，很多父母因为孩子免疫力低容易感冒发热，所以会给孩子额外吃一些补品、保健品，还会要求医生给孩子开一些提高免疫力的药物。对此，我想说，如果孩子不是先天免疫系统有问题，就不需要特别补充营养素，如果擅自乱补或者补过头，反而会干扰免疫系统，后患无穷。

如果你想增强孩子的免疫力，最安全、最直接有效的方式，就是帮助孩子每天摄取足够的营养，包括水、五谷类、蔬果类、蛋奶类等，各种食物都要尽量均衡摄取。只有这样，才能让孩子一点点地拥有强大的免疫力，在人生中的每一天都能得到免疫系统的呵护，远离疾病。

真正的营养，从一日三餐中获取

现如今，我们的生活水平越来越高，大家对孩子的营养问题也越来越重视。于是，你可以看到市面上针对孩子的各类营养保健品名目繁多，比如牛初乳、合生元（益生菌和益生元的混合制剂）、乳酸钙、鱼肝油、DHA（二十二碳六烯酸），让见多识广的父母也眼花缭乱，不知道如何是好。广告中说，要给孩子多补充点保健品，这样孩子身体才好。真的是这样吗？

在一次讲座上，一位妈妈向我咨询。她是个"80后"，自称平时没什么嗜好，就喜欢睡懒觉。生孩子以前，周末她从来没吃过早饭，每次都是睡到11点再起来做饭吃。有了孩子后，一开始是婆婆帮忙带孩子，婆婆会保证孩子的一日三餐。后来，孩子上了幼儿园，婆婆也不跟他们一起住了，这位妈妈周末依然我行我素，睡到中午才吃饭。时间长了，她心里开始犯嘀咕，孩子会不会营养跟不上呢？

后来，在跟街坊邻居闲聊的时候，她就讲了自己的担心。没想到，住隔壁单元的一位妈妈，孩子跟自己孩子同龄，是某个婴儿保健品的销售人员。她告诉这位妈妈："你家宝贝不吃早餐对身体很不好的，很有可能缺营养。我自己的孩子就在吃牛初乳、合生元和DHA呢，效果很好，你不妨也试一试。"这位妈妈听了动心了，她觉得自己爱睡懒觉对不起孩子，自己不能省这点钱，一定得给孩子买点营养品。可是，到底买什么呢？要是吃多了会不会吸收不了呢？她又犯愁了，这才来咨询我。

我告诉她："你的邻居说得没错，不吃早餐对身体很不好，不仅孩子是这样，你也一样。但是，你家孩子到底是否需要吃营养品，还未可知。做父母的，孩子身体一有风吹草动，就担心得不得了。可是，盲目补充各种保健品，有可能导致孩子轻微中毒，这种现象并不罕见。比如，2岁以前的孩子，如果服用过量的鱼肝油和合生元，就会出现睡觉晚、睡不安稳或拉稀等症状。您爱孩子的心可以理解，但是给孩子补充保健品，要十分谨慎。如果您真的爱孩子，还是好好做饭，给他提供健康营养的一日三餐，这才是最安全、最科学的做法。"

事实就是这样。面对各种吹得天花乱坠、神乎其神的广告，很多"不差钱"的父母毫不犹豫地为孩子买回了大包小包的营养保健品。可是，在购买营养保健品之前，你是否给孩子检查过，确认他缺乏某些营养元素，还是听说什么好就给孩子买什么呢？我不能武断地说吃这些营养品对孩子不好，但如果你认为给孩子买了这些营养品，就可以补充他们一日三餐所缺少的营养，就可以放松对孩子一日三餐食谱的关注，那就大错特错了。

不管是补钙还是健脑，也不管你给孩子购买多么昂贵的营养品，首先，要保证孩子的正常饮食，注意调理好孩子的脾胃功能，让孩子拥有均衡的营养状态，这才是健康的根本。如果你的孩子发育正常，不挑食、不偏食，能够平衡地摄入各种食物，那么，他就可以均衡地获得人体所需要的各种营养物质，不需要再额外补充保健食品。如果你总给孩子补充他不需要的东西，岂不是白白增加孩子的身体负担吗？

就拿DHA来说吧，这是在欧美国家非常流行的一种营养保健品，号称"脑黄金"。可是，大家想过没有，欧美的饮食系统中会吃比较多的黄油，很少吃植物油，因此，食物中缺乏DHA的来源，所以需要额外补充。但我们中国人呢？大豆油、花生油、菜籽油、玉米油等植物油中的多不饱和脂肪酸可以转化成DHA。也就是说，我们完全可以从食物中获取DHA，也许西方国家的孩子需要，但它对我们中国孩子来说，不是必须补充的。对于这些，我们要有足够的了解，才不至于盲目跟风，给孩子的身体增加负担。

尤其是2岁以内的孩子，身体非常脆弱，如果认为孩子缺乏某些营养素，一定要先进行检查，遵医嘱补充营养品，千万不要轻信别人的宣传。因为营养保健品虽然对提高人体健康水平可以起到一定的作用，但必须合理地使用，否则，反而会破坏体内的营养平衡，影响孩子的健康。如果真的需要额外吃营养品，要根据不同年龄、不同需要，有针对性地选择，缺什么补什么，并且要合理搭配，对症使用，一定不能盲目应用。

而且，作为营养学家，我必须说，制造营养剂并不是为了让人类可以不吃饭活下去。虽然我们的科学一直在发展，但人的身体是非常复杂的，很难弄清到底需要哪些营养素，也很难弄清它们在体内有着怎样千丝万缕的联系。但可以肯定的是，不管对你还是对孩子来说，营养最好从天然、新鲜、安全的食材中摄取。

先天不足的孩子，更应该让他的嘴壮起来

俗话说："先天不足后天补。"先天不足的孩子，更要让他们的嘴壮起来，因为只有这样，才能获取足够的营养，弥补先天的不足。

日常生活中，除了带有先天性心脏病等先天性疾病的孩子，大部分先天不足的孩子，都是早产儿。可能是因为大家生活压力大、生活

环境越来越糟、高龄产妇越来越多，以及催卵针、试管婴儿等各种原因，现在的早产儿比例越来越高。这部分先天不足的孩子，需要得到格外的关注。

一般来说，把胎龄小于37周的婴儿称为早产儿。胎龄越短，孩子出生体重越轻，健康状况越让人担心。他们大都在身体功能尚未发育完全的时候出生，所以往往身体瘦弱，对各种疾病的感染率也更高。所以，为了补偿出生时已经存在，或者出生后早期发生的营养缺失，早产儿通常都是需要加强营养的，更需要格外细心地喂哺。

跃跃刚出生的时候，特别像一只小猴子。也许是因为太调皮了，他只在妈妈肚子里待了35周，就迫不及待地想看看这个世界，比预产期提前1个多月出生了。刚出生时，他的体重只有2.4kg，身长45cm。身上青一块红一块，皮肤满是褶皱，真像小猴子。

可是，这只"小猴子"由于提前出生，只能先躺在保温箱里。跃跃的妈妈是高龄产妇，36岁的时候才怀上跃跃，怀孕期间还要整天忙工作。看到躺在保温箱里的跃跃，她整天以泪洗面，觉得对不起孩子。

10余天过去了，跃跃在医生和护士的悉心呵护下，从"小猴子"变成了一个白嫩可爱的小婴儿，可以出院了。可是，出院后怎么办呢？跃跃的妈妈又犯愁了："孩子生下来就受罪，放在保温箱里那么长时间，不知道将来能不能和正常孩子一样健康。"果然，由于肠胃发育不完全，跃跃吐奶、喷奶非常严重。而且，跃跃妈妈的浮汁也不足。这可如何是好呢？满脸愁容的跃跃妈妈向我求教。

像跃跃这样先天不足的孩子，父母的确是要操更多心的，跃跃妈妈在月子期间也会比其他人辛苦很多。而且最辛苦的不是身体，而是精神。自责、愧疚、担心，种种负面情绪一直在折磨她。可是，这些情绪是毫无用处的。对于先天不足的孩子，怎样给他补充营养，尽可能地弥补缺憾，这才是最重要的事情。

一般来说，先天不足的早产儿都会面临出生时营养物质储存少、胃肠道功能不成熟等问题，直接后果就是营养不良、体质差，比起同龄孩子，发育迟缓，容易生病。而且，营养摄入量不足还有可能导致他们出现后天成长障碍。为了避免出现这些问题，父母一定要格外关注孩子的营养问题。

我向跃跃妈妈建议道："一定要坚持母乳喂养。如果母乳不足，可以在医生的指导下使用早产儿专用配方奶粉喂养孩子。"这是因为，母乳是先天不足的孩子最理想的食物，含有非常丰富的蛋白质、微量元素等。即便孩子在保温箱里，妈妈们也可以把乳汁挤出来，以刺激乳汁分泌。如果有条件，可以把挤出来的乳汁送到医院给孩子吃，大家一定要记得，尽量给孩子吃母乳，它是无可替代的，远远强于奶粉。

在母乳实在不足的情况下，可以给孩子吃早产儿专用配方奶粉，这种奶粉是根据早产儿的特殊营养需求而设计的，能量密度、蛋白质、维生素和矿物质水平都更加合理，可以避免早产儿出院后的营养不足。虽然比不上母乳，但相对来说，还是比较理想的食物。

孩子6个月后，可以开始逐步添加辅食。一般来说，足月出生的健康孩子，在4个月就可以添加辅食了。但早产儿通常在6个月的时候，器官发育程度才与4个月大的健康孩子相当。而且，早产儿往往胃肠道发育不成熟、消化酶活性低，过早添加辅食容易增加孩子的肠胃负担，可能引发腹泻等疾病。所以，不管你多担心孩子的营养问题，都不要过早地给他添加辅食，以免适得其反，引起肠胃疾病。

至于先天不足的孩子，应该着重补充哪些营养，这是因人而异的。我们要根据孩子的具体身体状况为他量身打造食谱。但不管怎样，我都要提醒爱子心切的父母们，虽然孩子需要足够的营养，但也不能因此而让孩子暴饮暴食，应该找专业医生咨询孩子的喂养问题。如果强迫孩子多吃，只会让他们养成不健康的饮食习惯，并且摄入过多的脂肪、热量、糖分等，容易引发肥胖。而这种肥胖，并不健康，会为将来的肥胖、糖尿病埋下祸根。所以，对于先天不足的孩子，一方面，我们要对其营养问题高度重视，让他们吃得香；另一方面，也千万注意不要补过了头，那会给孩子带来身体不能承受之"重"。

不要把孩子的营养和健康交给幼儿园

孩子三岁后，很多父母是又喜又忧。喜的是孩子可以交给幼儿园，自己能松一口气了。忧的是孩子还那么小，在幼儿园能习惯吗？吃得好睡得好吗？我相信很多父母都有这种担忧，3~6岁的孩子，全天的饮食几乎都要在幼儿园里完成，我们真的能完全放心把孩子的营养和健康交给幼儿园吗？

不知道其他父母是怎样想的，但作为妈妈，我对这个问题是不放心的。虽然在幼儿园的父母开放日里,父母可以零距离感受孩子在幼儿园的日常生活,但孩子在幼儿园的实际生活中到底怎样,我们很难看到。并且,作为营养师,我太清楚营养对孩子有多么重要了,同时,更清楚外面的餐饮里有多少不健康的因素。

我曾经跟同行一起到几家公立幼儿园做过调研,为了结果更真实,我们事先并没有通知园方。有一天中午,我们到幼儿园的时候,小朋友正在吃午饭。菜品有豆角炒肉、蒸山药、米饭和紫菜蛋花汤。且不说这份午餐食谱的营养搭配如何,就我看到的场景而言,那个中班的二十几个孩子里,有的孩子吃得快,有的孩子吃得慢,有的孩子吃得多,有的孩子不怎么吃。对于那些不怎么吃饭的孩子,老师也没有过多地管他们。

后来,我尝了一下他们的饭菜,发现米饭有些偏硬,蔬菜不够鲜嫩,很难嚼烂,肉块偏大也不是特别软。这样的饭菜,吃得快、吃得多的孩子,多半是连吃带吞下去的;不爱吃的孩子,很可能不是孩子偏食挑食,而是嚼得太费劲所以不愿意吃;而吃得慢的孩子,到最后往往是还没吃饱汤就凉了,老师也要收盘子了。对于成年人来说,饭菜做成这样没问题,可是对于幼儿园的小朋友来说,他们的咀嚼能力大约仅是我们成年人的40%,而且消化功能也不是特别健全。如果食物很难咀嚼、不够软烂,一定会影响营养的吸收。

还有一次,我在上午去一家幼儿园,幼儿园给小朋友提供了一些茶点作为加餐。我看到孩子们正吃的茶点,大都是现成包装好的食品,基本上是一些可以在超市买到的小面包、饼干等。大家知道,这些加工食品大多含有不同程度的蔗糖、添加剂甚至起酥油、人造奶油等，算不上是健康的加餐。可能你在家里会严禁孩子吃这些高糖、高油的食物，但是，他们在幼儿园可以吃到。

其他还有卫生问题、饭菜太咸太油腻、煎炸类食品过多等情况。所以，我会经常提醒父母，除了自己努力给孩子提供营养的食物之外，也要多关心孩子在学校的餐饮状况。大家千万不要以为"那么多孩子不都是那样吃的吗，肯定没问题"，如果你想对孩子的健康负责，就要弄清楚下面这些问题。

幼儿园每天给孩子提供的食物是什么，设计是否科学合理，有没有专业的厨师和营养师为餐点把关。

孩子们的食谱是否经常更换。

如果有可能，走进后厨看一看环境是否安全、卫生。

如果有条件，一定要尝尝幼儿园的饭菜是否清淡少盐，是否足够软烂。

问问孩子的茶点来自哪里，如果是外面采购的散装食品，质量是否过关。

上面这五个问题，是最基本的，每一位父母都应该弄清楚。但是，我们也不必对幼儿园和老师有过多的猜疑。一般来说，正规的幼儿园在孩子的饮食方面会制订合理的食谱，科学地安排孩子的一日三餐，会尽可能考虑孩子的营养需要和饮食特点。所以，我们不必太过担心，而是应该做好我们能做的一切。

据我了解，孩子在幼儿园的饮食结构一般存在以下这五个问题：红肉吃得有点多、奶类食品偏少、水产品吃得少、难以保证吃到全蛋、水果吃得少。所以，下午接孩子回家的时候，可以给他准备一些新鲜的水果作为零食，不需要昂贵，最好是应季的新鲜水果；如果幼儿园不供应牛奶，最好早上或者睡前让孩子喝一杯牛奶或者酸奶；家里的晚餐，要有一定的米面类作为主食，也可以选择用玉米、薯类替代；晚餐一定要有种类丰富的蔬菜，别让孩子吃太多肉类，往孩子碗里堆大鸡腿的做法是不可取的，吃一点儿鱼肉倒是可以。而且，最好有一些豆制品和全蛋。除此以外，由于现在有很多过敏体质的孩子，所以海鲜这种容易致敏的食物，在幼儿园是很少吃到的。而且，有刺的鱼类容易出危险，也别指望你的孩子在幼儿园里天天能吃到鱼。但是，水产品富含优质蛋白质和帮助孩子大脑发育的DHA，还有促进孩子生长发育不可缺少的锌元素，是孩子们食谱中不可缺少的食物。这也就意味着，你每周至少要让孩子在家吃一到两次水产品，当然，为了安全和营养，深海鱼类会更好。

第二章
怎样吃，我们的孩子最受益

孩子的健康成长，需要的是营养均衡的搭配。可是，怎样吃对孩子才最好呢？我们需要解决两个问题，一个是"吃什么"，另一个是"怎么吃"。对于孩子来说，他们既要吃得丰富，又要合理搭配，还要根据生长发育的需求，额外补充适量的维生素，保证营养均衡充足。同时，还要注意养成良好的饮食习惯，这样才能保证孩子有良好的食欲和充足的营养，才能为长身体提供必要的营养成分。

多吃不代表吃得够营养

师从苏格拉底的著名古希腊哲学家亚里斯提卜曾经说过这样一句话："能够摄取必要营养的人要比吃得很多的人更健康，同样的，真正的学者往往不是读了很多书的人，而是读了有用的书的人。"当然，我强调的重点在前半句，吃得多少不重要，重要的是你是否摄取了足够量的、必需的营养。

随着我们生活水平的提高，除了极少数偏远贫穷的山区外，孩子们膳食中热量的供给已经基本上达到标准了，但是，优质蛋白质比例较小，铁、锌、维生素等微量元素缺乏，也是普遍现象。而这一现象，并没有引起很多父母的足够重视。

可能很多父母会觉得，营养不良是因为没有摄入足够的营养造成的，只要多给孩子吃东西，哪怕比较单一，也能够给孩子足够量的营养。其实，这个观念是错误的，营养过剩、营养不足都是营养不均衡的表现，都属于营养不良，都会影响孩子的生长发育和身体健康。

暑假马上要过完了，妈妈去外公外婆家，要把囡囡接回自己家。一开门看到囡囡，妈妈吓了一跳，本来就胖乎乎的囡囡，又胖了好多。称了称体重，仅仅一个暑假，囡囡居然重了8kg！

妈妈知道，囡囡平时就喜欢吃肉，肥的、油炸的都喜欢吃，所以她特地交代自己的爸爸妈妈不要给囡囡吃太多肥肉，要让她多吃蔬菜。这难道是暑假伙食好，把身体补得这么壮？

一问外公外婆，妈妈才知道根本不是这样。所有的"垃圾食品"，不管是油炸食品、膨化食品还是腌制食品、罐头食品，囡囡都喜欢吃，但妈妈一直严格控制。可是，外公外婆才不舍得干涉，全顺着她，只要囡囡喜欢吃什么就给她买什么。天又热，囡囡还爱喝冰饮料，基本上就是把饮料当水喝。看到囡囡吃那么多，外公外婆很开心。

就这样，由于外公外婆听之任之，囡囡整天不吃蔬菜只吃肉，三天两头吃洋快餐，喝各种饮料，也从来不运动。短短两个月，就从微胖的小胖墩变成了小肥仔。

这下妈妈犯愁了，她知道这两个月虽然囡囡吃了很多，长了很多肉，但是，那些东西都是没有营养的。那些"垃圾食品"在制作过程中营养损失很大，而且使用了各种添加剂，比如，香精、防腐剂、色素等，虽然它们提供了大量热量，但蛋白质、维生素等营养成分却很少。而饮料酸酸甜甜的虽然好喝，但基本上没什么营养价值，还含有色素、香精等危害身体的添加剂。长期下去，天天吃垃圾食品，把饮料当水喝，孩子会不会营养不良呢？

于是，妈妈带着囡囡去医院做了检查，果不其然，这个小胖子"营养不良"。医生说她的钙、维生素A、微量元素供给明显不足，一定要注意补充，否则，有可能会造成发育迟缓。

的确，如果每天吃得少，很容易营养不足，可这并不意味着只要吃得多，营养就足够了。就拿糖果和甜饮料来说，吃糖过多会影响体内脂肪的消耗，造成脂肪堆积，还会影响钙质代谢。营养学认为，糖量如果达到总食量的16%～18%，就可使体内钙质代谢紊乱，妨碍体内的钙化作用，影响孩子长高。另一方面，营养学术语中有"虚卡路里"的说法，即毫无营养的热量。假如孩子经常吃很多没有营养的食物，而这些食物能够给孩子提供饱腹感，会影响孩子对其他食品的摄入，最终就会导致营养不良。

在这里，我要提醒广大父母朋友，你们家的孩子，也许能量和蛋白质营养方面完全没问题，但是，维生素和矿物质不足或缺乏的情况，是很有可能存在的。因为这是影响我国儿童健康的主要问题之一，很多上幼儿园的孩子都存在维生素B_1、维生素B_2缺乏的现象，3岁左右的孩子更明显。而矿物质的缺乏，以钙、锌和铁比较明显，这是普遍存在的现象，所以建议大家多留心。

据我了解，对于那些嘴不壮的孩子，父母很担心他们营养不良，所以可能对营养问题更加关注，他们的营养反而较为均衡。而那些嘴壮、吃得多的孩子，父母大都不担心他们缺营养，反倒是他们更容易缺乏微量元素。所以，那些嘴壮孩子的父母，不要以为孩子胖就不缺营养，不要以为孩子吃得多就是有营养，你同样要对孩子的营养问题多加关注。

营养均衡，孩子的身体才能全面发展

说起营养这个问题，不是简单地一概而论的。每天山珍海味算不算有营养？每天粗茶淡饭是不是没营养？是不是有营养，最关键的，是看营养是否全面均衡。也就是说，和自然界的万事万物一样，营养的最高境界也是"平衡"。只有营养均衡了，孩子的身体素质才能得到全面提高，身体才能充满健康活力。

现在，我们先来做一个小测试，看看你家的孩子是不是营养均衡。

孩子挑食吗？

身高、体重与智力发育达标吗？

孩子不怎么吃天然零食（如水果、坚果类）吗？

平均每天喝奶量可以达到300～400mL吗？

每周吃一次猪肝等动物内脏吗？

每天吃两餐以上深色蔬菜吗？

孩子每天精神都很饱满，很有活力吗？

如果你的答案里有很多个"不"，意味着孩子正处在营养失衡的状态。答案中的"不"越多，营养失衡的情况就越严重。如果是这样，怎么办呢？只有一个答案，均衡营养。

可是，怎样才能让孩子营养均衡呢？我向大家推荐"金字塔"式膳食结构。下表是中国营养学会制订的"中国居民膳食指南及平衡膳食宝塔"内容，可以作为参考。

中国居民平衡膳食宝塔
（2022）

1	烹调油和盐	盐	< 5g
		油	25～30g
2	奶类、大豆和坚果	奶及奶制品	300～500g
		大豆及坚果类	25～35g
3	鱼、禽、肉、蛋等动物性食物	动物性食物	120～200g
		——每周至少2次水产品	
		——每天一个鸡蛋	
4	蔬菜、水果	蔬菜类	300～500g
		水果类	200～350g
5	谷薯类食物	谷类	200～300g
		——全谷物和杂豆	50～150g
		薯类	50～100g
6	身体活动和饮水	水	1500～1700mL

但是，大家都知道，孩子是一个特殊的群体。对我们成年人来

说，营养是为了给我们每天的日常活动提供能量，而对孩子来说，营养还在孩子的生长发育过程中发挥着重要作用，要满足生长和发育的需要。尤其在身体形成期的少年儿童，体重、身高、肌肉、骨骼、乳牙、大脑和免疫系统的发育，需要大量的营养供给，所以，良好的、充足的、均衡的营养十分重要，而且不能和成年人使用同一个标准。

对此，《中国居民膳食指南》中也有详细的规定，总结其条款，大致如下，大家可以作为参考。

1.0~6月龄婴儿喂养指南

纯母乳喂养；

产后1小时内开奶，初乳营养最好；

回应式喂养，建立良好的生活规律；

尽早抱婴儿到户外活动或适当补充维生素D；

一旦有任何动摇母乳喂养的想法和举动，都必须咨询医生或其他专业人员，并由他们帮助做出决定；

定期监测生长发育状况。

2.6~24月龄婴儿喂养指南

继续母乳喂养至2岁，及时合理地添加辅食；

尝试多种多样的食物，膳食少糖、无盐、不加调味品；

逐渐让婴儿自己进食，培养良好的进食习惯；

定期监测生长发育状况；

注意饮食卫生。

3.2~5岁学龄前儿童喂养指南

继续给予母乳喂养或其他乳制品，逐步过渡到多样食物；

选择营养丰富、易消化的食物；

采用适宜的烹调方式，单独加工制作膳食；

在良好的环境中规律进餐，重视良好饮食习惯的培养；

鼓励幼儿多在户外活动，合理安排零食，避免过瘦与肥胖；

每天足量饮水，少喝含糖量高的饮料；

定期监测生长发育状况；

确保饮食卫生，严格进行餐具消毒。

4. 学龄儿童膳食指南

食物多样，规律就餐；

多吃新鲜蔬菜和水果，经常吃适量的鱼肉、禽肉、蛋、畜肉；

每天饮奶，常吃大豆及其制品；

膳食清淡少盐，正确选择零食，少喝含糖量高的饮料；

食量与体力活动要平衡，保证正常体重增长；

不挑食、不偏食，培养良好的饮食习惯；

吃清洁卫生、未变质的食物。

5. 青少年膳食指南

三餐定时定量，保证吃好早餐，避免盲目节食；

吃富含铁和维生素C的食物；

每天进行充足的户外运动；

不抽烟、不饮酒。

从这份指南上我们可以看到，孩子的饮食，首先，要多样化。因为几乎没有一种天然食物所含有的营养素能满足人体的全部生理需要，只有吃尽可能多样的食物，才能使人体获得所需的全部营养素。

所以，如果有条件，尽量让孩子每天吃由谷、豆、肉、蛋、奶、蔬菜、水果、油脂以及各种调味品组合搭配而成的餐点。而且，这个食谱不能一成不变，需经常变换种类。食物的品种越丰富，孩子缺乏营养素的可能性就越小。

除了让食物种类尽量丰富外，我们还要让膳食平衡。这个平衡，意味着适度。我们的身体对各种营养素的需求量，有一定的比例。吃得过少就会缺乏，过多也会有副作用，都对健康不利。所以，对孩子来说，除了保证摄入谷物及其制品、蔬菜和水果、畜肉、鱼肉、禽肉、乳和蛋等各种食物外，还要注意它们之间的比例搭配。基本上，我们可以依据"中国居民膳食指南及平衡膳食宝塔"的建议，科学量化每日各类食物的摄入量，做到每餐有荤也有素，每天有细粮也有粗粮，三餐有干粮也有汤和粥，油、盐、糖不能多。一般来说，如果能坚持这样给孩子安排每天的饮食，他们的营养相对都会比较均衡。

每个年龄阶段，营养补充的重点不同

无论对于谁来说，营养均衡都是最关键的膳食原则。但是，你要我讲讲该怎样给孩子补充营养，我可给不出这样简洁的答案了。因为孩子在成长过程中，身体在不断发生变化，不同年龄段的孩子，营养补充的重点是不同的。

1.新生儿期

新生儿期指出生后第一个月的孩子。刚出生的孩子，最理想的食物是母乳。母乳营养丰富，糖类、脂类、蛋白质比例合适，容易被消化吸收，而且含有婴儿所需的各种免疫物质，可以预防各种感染性疾病，这是再高级的奶粉都无法媲美的。所以，为了拥有最健康的母乳，妈妈们更应该注意营养搭配。在这段时期，不需要也不应该给孩子额外添加其他食物。因为孩子才离开母体，胃肠功能非常弱，大家不必画蛇添足。假如实在没有母乳，或者妈妈因为各种原因不能喂孩子，应该选择婴儿配方奶粉，不适合直接用牛奶喂养。

2. 婴儿期

婴儿期指出生后1~12个月的孩子。在这段时间里，孩子的生长发育非常快，尤其是前半年，其体重可以达到出生时的2~3倍。足月出生的孩子，除了继续母乳喂养外，4个月后可以逐渐添加辅食，比如，面糊、米汤、菜汤、蛋、瘦肉、豆浆、饼干等，为1岁后逐渐断奶打好基础。早产儿可以在6个月以后逐渐添加，但前提是孩子身体健康、消化功能正常。

3. 幼儿期

幼儿期指1~3岁的孩子，这一时期，孩子的消化能力和身体免疫力都很弱，体格发育速度放慢，但是，脑的发育加快，需要丰富的维生素A、维生素C、维生素E来帮助营养素的吸收，提高免疫力，促进智力发育。同时，维生素D能帮助钙质吸收，为孩子牙齿及骨骼发育提供助力。B族维生素更是必不可少，缺少它，孩子会烦躁不安、夜晚哭闹，影响孩子健康成长。

因此，对于幼儿期的孩子，我们应该注意，每天要保证摄入250~500mL的牛奶或豆浆，并注意禽畜肉、蛋、鱼、豆制品、蔬菜、水果的供给。除了3次正餐外，还可以加1~2顿点心。不过，这时，孩子虽然牙已经逐渐出齐，但是，咀嚼功能仍然比较差，还是适合吃细软烂碎的食物，不能拿我们吃的食物给孩子吃。

但是，大家也不能因为孩子咀嚼能力不强，就只给他们吃稀饭、面汤、米粉之类的食物，这些食物对于婴幼儿来说，不是不能吃，只是所含水分多，能量低，不含铁、锌、钙等营养素，长期只吃这些食物，有可能会让孩子缺乏营养素。

如果你的孩子不是母乳喂养，而是奶粉喂养，建议在孩子2岁左右时，用纯牛奶来代替奶粉，注意饮食均衡。如果检查发现孩子严重缺乏微量元素，一定要按照医嘱吃药，并且随时征求医生的意见，及时停药。建议大家千万不要给孩子乱吃营养品，这一点，任何时候都应该记住。

4. 学龄前期

学龄前期指上小学以前，3~6岁的孩子。这时候，孩子已经上幼儿园了，他们依然需要丰富的蛋白质、脂肪和糖类。但是，户外活动的增加，让他们对维生素的需求跟以前不一样了。阳光使他们的皮肤合成维生素D，加快钙的吸收；维生素A能够保护眼睛，增进视力；维生素C、维生素E则是他们的免疫卫士；而叶酸能促进合成红细胞中的核酸，从而帮助红细胞生长，避免贫血；B族维生素，则能帮助新陈代谢，促进蛋白质吸收。所以，除了让孩子多晒太阳，多进行户外运动帮助吸收钙外，我们还要注重培养孩子不挑食、不偏食的习惯，以防出现维生素缺乏的现象。

这个年龄段的孩子，饮食已经接近成年人水平，主食可以用普通米饭、面食，跟成年人一样，但仍然要避免过于坚硬、油腻或酸辣的食物。他们的饮食要多样化、荤素搭配，粗细粮交替，保证供给平衡膳食，饭后仍然需要添加水果，但是，饮料与小零食还是要尽量少吃。

5. 学龄儿童

7岁以后的学龄儿童，他们的生长发育速度比较平稳，体力活动增多，智力发育加速，而且要为即将到来的青春期迅猛发育储备营养了。所以，他们的身体更需要充足丰富的营养，父母绝不能在此时放松对孩子饮食营养的关注，不能单靠学校的饭菜，而是要在家做好孩子的饮食搭配，保证孩子的营养均衡。但是，学龄期也是孩子最易变胖的时期，我们要注意控制孩子的饮食，尽量不给孩子吃各种快餐、油炸、高糖等食品。

6. 青春期的孩子

正常情况下，女孩青春期年龄是11～13岁，男孩是13～15岁。当然，这个年龄更准确地说应该是骨龄。这是一个对各类营养素的需求量骤增的时期，孩子们对热量的需要达到了高峰，一个13岁的男孩每天需要的热量为10kJ，女孩为9.6kJ。这么多的热量，相当于500～600g的主食、500g左右的蔬菜、25～50g的豆类及其制品，再由半两的肉、半两的蛋和半两的鱼全部加起来所产生的热量总和。所以，对青春期的孩子来说，首先，要保证足够的饭量，这才能提供足够的热量，千万不要让孩子因为怕胖而节食。

蛋白质、维生素、微量元素和水，都是身体必不可少的，也是一定要保证供给的。我想提到的是微量元素中的矿物质，因为青少年对矿物质的需要量极大。钙、磷参与骨骼和神经细胞的形成，如果钙摄入量不足或钙磷比不适当，必然会导致骨骼发育不全，影响孩子的身高。而且，青少年对铁的需求量高于成年人。铁是组成血红蛋白的必要成分，如果膳食中缺铁，就会造成缺铁性贫血。尤其是青春期的女孩，开始月经来潮，会有固定的血液流失，需多摄取动物肝脏、蛋、肉类及深色蔬菜等含铁、蛋白质的食物。

总而言之，由于快速的成长与大量的活动，青少年需要摄取足够的热量，并且摄取足够的蛋白质以供生长发育所需，五谷杂粮、肉、奶、蛋、蔬菜、水果、坚果一样都不能少，要保证孩子有足够的营养。

让孩子养成按时、安静吃饭的好习惯

父母都知道，良好的饮食习惯会使孩子受益终身。所以，按时、安静、专心地吃饭，对孩子一生的健康都很重要。

从很大程度上讲，孩子的饮食习惯，不管是好是坏，大都是由父母养成的，根源在我们自己身上。想想看，你是不是边吃东西边玩手机，或者边吃东西边看电视？你是不是一到周末就不肯按时吃饭？如果是这样，怎么能要求孩子有良好的饮食习惯呢？

除了以身作则外，我们在生活中对待孩子的方式，也会无形中对孩子的饮食习惯产生影响。而这些做法，是很多父母没有意识到的。比如，为了让孩子安静地专心吃饭，我们应该让他在安静的环境中就餐，而一些父母，害怕孩子吃得少，就让孩子边看电视边吃饭。也有的父母，边讲故事边喂饭。还有的父母，追着孩子喂饭，更有甚者在孩子蹲着便盆时喂饭。久而久之，就让孩子养成了一顿饭要吃很长时间的习惯。

再比如，孩子的食欲不是一直都那么旺盛的，有时候，他们某顿饭可能会吃得少一些，这其实是正常现象。但是，一部分父母觉得孩子主食吃少了，不能让他们饿着，本着吃一口是一口的原则，在非进餐时间让他们用各种零食补充。就这样，孩子慢慢形成了不规律进餐和乱吃零食的不良习惯。直到孩子养成这些不良习惯了，父母还没意识到问题在自己身上。

东宝的父母就是这样。自从东宝学会走路后，每次吃饭，他们家都人仰马翻的。经常上演的一幕是：奶奶端着小碗，跟在他后面跑东跑西，趁他玩的时候停下来，赶紧喂一口。就这样，东宝的一顿饭往往要大半天才能吃完。

要是遇上他不喜欢吃的菜，那可绝对不将就，吃进去了还会吐出来。要是遇到喜欢吃的菜呢，那就光吃菜，饭是一口都不吃。有一次，妈妈真的是忍无可忍了，重重地打了他，让他一个人躺在地上哭。平时，爸爸和爷爷奶奶都会护着他不让打。可是，这次妈妈铁了心，不让其他人哄东宝。看到谁也不理他，哭了几分钟，东宝就自己爬起来去看电视了。妈妈看他心情平复了，就试着给他喂饭，结果没几下，半碗饭就吃完了。可是，到了下顿饭，东宝又故态复萌。

现在，东宝已经2岁多了，他每次吃饭都不好好吃，还几乎没有安静地坐着吃过一顿饭，不是拿着玩具边玩边吃，就是边看动画片边吃饭。有时候，磨磨蹭蹭地到了饭桌前，眼睛还盯着电视机，嘴里念叨着："妈妈，我能不能一边吃饭，一边看动画片？"眼看孩子快要上幼儿园了，而幼儿园吃饭是有时间规定的，一般在半小时左右。东宝吃饭总是这样子，这可怎么办呢？东宝的妈妈特别发愁。

你家里的孩子也是这样吗？孩子喜欢边吃边玩，这是非常正常的。如果你一开始就追着他喂饭，让孩子自己忙着玩耍，那么，他就会养成一边吃饭一边玩耍的习惯，怎么可能专心吃饭？所以，如果你不想让自己的孩子像东宝一样，那么在吃饭的时候，就要让孩子坐在儿童椅或者坐在加高的凳子上，让孩子自己去吃饭，而不是满世界哄着、追着喂饭。虽然一开始孩子可能会把衣服、餐具搞得一团糟，但父母一定要忍着，别自己代劳。这些脏乱的代价是值得的，慢慢地，孩子就会养成独立、专心吃饭的好习惯。

一般来说，孩子不肯安静吃饭主要是由就餐环境太杂乱以及父母喂养行为不正确引起的。而孩子不肯按时吃饭，主要是因为父母自己吃饭不规律，以及孩子的饮料、零食不断引起的。要想让孩子养成按时、安静就餐的好习惯，就要对症下药。

首先，大人自己要养成正确的饮食习惯。正所谓"言教不如身教"，孩子的模仿能力极强，如果大人本身的饮食习惯不正确，常常一边吃饭一边看电视，或者随便以零食果腹，自然没有理由去要求孩子按时、安静地吃饭。

其次，对于孩子边吃饭边玩的行为不要放任。孩子边吃边玩的结果就是，会延长吃饭的时间。假如午饭吃了两小时，到了吃晚饭的时候，孩子可能还不饿，当然就更不肯乖乖地坐下来吃饭了。时间长了，会形成一种恶性循环。

最后，如果你是爱吃零食的父母，请不要在家里存放过多的零食。如果孩子无时无刻地吃零食，你觉得他会有足够的食欲在正餐时间好好吃饭吗？我建议孩子的父母尽量养成吃饭的时间一到，全家人一同在餐桌上用餐的习惯，并且规定孩子需要吃完自己的那一份食物，如果不吃完，就算他等会儿饿了，也不可以吃任何零食。时间长了，孩子就会养成不在正餐时间吃零食、按时吃饭的好习惯。

水果和坚果是最好的零食

提起零食，很多父母的态度可能还是"吃零食不好"。这种武断的态度其实是不对的。而且，即便你觉得吃零食不好，能杜绝孩子吃零食吗？2008年，中国疾病预防控制中心营养与食品安全所进行的中国居民零食专项调查结果显示，60%以上3~17岁的孩子每天都吃零食。所以，说"吃零食不好，不让孩子们吃零食"已经不现实了，我们要学会引导孩子吃对身体有益的零食。

大家可能对零食还是有一些比较片面、负面的看法。其实，零食不是不能吃，有一些食物是非常适合作为零食的，比如水果和坚果。

我们中国人的饮食模式决定了，在我们的食谱中，坚果的分量是不够的。您自己想想看，除了可能吃到一些花生米，你们家的餐桌上有坚果的身影吗？但是，在中国居民平衡膳食宝塔中，坚果却是必不可少的一部分。水果也一样，我们的餐桌上不缺蔬菜，可是，很少有水果。谁都知道应该每天吃一些水果，可是你觉得水果什么时候吃比较好？要求大家改菜谱和现有的饮食习惯不大现实，最简便的方法就是把坚果和水果作为零食来吃。

现在，我就带大家一起看看《中国儿童青少年零食消费指南》中零食的级别。常见的零食根据其营养成分及对身体的影响被划分为三级："可经常食用"指可以每天吃，比如，水煮蛋、烤红薯、苹果、纯牛奶等；"适当食用"指每周1~2次，比如，牛肉干、黑巧克力、葡萄干、乳酸饮料等；"限制食用"指每周不超过1次，比如，棉花糖、薯片、巧克力派、蜜枣、可乐等。

在谷类零食中，煮玉米、无糖或低糖燕麦片、全麦饼干、无糖或低糖全麦面包等都属于低脂、低盐、低糖的食品，因此，是"可以经常食用"的。而月饼、蛋糕及甜点则因为添加了中等量的脂肪、盐和糖，属于"适当食用"的零食。至于膨化食品、巧克力派、奶油夹心饼干、方便面、奶油蛋糕等，虽然好吃，但却含有较高脂肪、盐及糖而要"限制食用"。

在豆类及豆制品零食中，豆浆、烤黄豆等都是"可以经常食用"的。但是，加工过的豆腐卷、怪味蚕豆、卤豆干等，属于"适当食用"级别。

蔬菜水果类零食，不管是香蕉、苹果、柑橘、西瓜，还是番茄、黄瓜，只要是新鲜、天然的，全都可以"经常食用"。不过，如果是糖或盐加工的果蔬干，比如，海苔片、苹果干、葡萄干、香蕉干等，营养大打折扣，只能"适当食用"。而经过腌渍的水果就更没营养了，所以，水果罐头、果脯、枣脯等是"限制食用"级别的。

乳制品中的纯鲜牛奶及纯酸奶和新鲜蔬果一样，营养丰富，可以

"经常食用"。而奶酪、奶片则可以"适当食用"，全脂或低脂炼乳则因为含糖量太高，属于"限制食用"级别。

至于坚果类零食，几乎所有坚果都是可以"经常食用"的，像花生米、核桃仁、瓜子、大杏仁及松子、榛子等坚果，富含多种维生素和矿物质，其丰富的卵磷脂对儿童和青少年具有补脑健脑的作用。但是，一旦经过糖或盐的加工，变成琥珀核桃仁、鱼皮花生、盐焗腰果等，就降到"适当食用"级别了。

然后，是薯类零食。蒸、煮、烤制的红薯、土豆，都是可以"经常食用"的零食。但是，甘薯球、红薯干等，则由于添加了盐或糖，变成了"适当食用"级别。而孩子们最喜欢的炸薯片和炸薯条，由于含有很高的油脂、盐、糖和味精，是最不健康的零食，所以要"限制食用"。

至于饮料，也不是不能喝。新鲜的蔬果是最好的原料，比如，鲜榨橙汁、西瓜汁、芹菜汁、胡萝卜汁等，都是可以"经常食用"的。但是切记，它们是不加糖的。如果加了糖，并且糖分含量超过30%的果蔬饮料，比如，山楂饮料、杏仁露、乳酸饮料等，则属于"适当食用"级别。如果甜度很高，比如，高糖汽水或可乐等碳酸饮料，就变成"限制食用"级别了。

糖果和冷饮基本可以归为一类，它们中没有可以"经常食用"的，只有"适当食用"的和"限制食用"的。鲜奶冰激凌、水果冰激凌等不太甜，以鲜奶和水果为主的，归在"适当食用"级别。而那些特别甜、色彩很鲜艳的雪糕，是要"限制食用"的。

现在，大家对哪些零食可以多吃、哪些零食最好不吃，都清楚了吧。除了对零食种类做出指导外，不同年龄段的孩子该怎样吃零食，也是有章可循的。

3~5岁，睡觉前半小时避免吃零食。

6~12岁，每天吃零食一般不超过3次，吃零食的时间不要距离正餐太近，避免在玩耍时吃零食。

13~17岁，选择和购买有益健康的零食，每天食用不能太频繁。

所以，假如你是聪明的父母，就不会告诉孩子"不许吃零食"，这是不可能实现的，还不如给他准备一些水果、坚果、乳制品等健康的零食。我们家就常年准备开心果、南瓜子、核桃、杏仁、大枣、酸奶、牛奶等零食，新鲜水果更是从来不缺的。我要做到的是，确保女儿想吃零食的时候，找到的都是健康美味的食物，同时，也让她从小就知道哪些零食可以吃，哪些不应该吃。只有让她自己有健康饮食的意识，并且愿意自觉遵守，我才不必担心她在外面乱吃零食，不是吗？

爱吃肉的孩子要记得去胃热

爱吃青菜不爱吃肉的小朋友恐怕是不多见的，但只爱吃肉的小朋友却比比皆是。对于小朋友来说，他们会本能地选择"更香、更好吃"的肉类食品，这很正常，但是，父母要注意了，爱吃肉的孩子，很容易胃热。

原本，胃热就是小朋友极为常见的胃肠道症状。与成年人相比，孩子胃热的情况更常见。这是因为婴幼儿是所谓的"纯阳之体"，而且他们还存在体质偏热的特点，因此，在平时生活中很容易出现胃热现象，随之而来的就是各种不适症状，其中最常见的就是口干、口臭、消化不良以及大便干燥等。

别看这些症状好像不严重，但如果小朋友经常出现胃热情况，却没有得到及时、彻底治疗，将会导致病情反复，从而严重影响胃肠道的消化以及吸收功能。时间长了，势必会导致孩子不能很好地吸收营养，并且出现消化不良的情况。所以，别看胃热不是什么大毛病，还是要引起足够的重视。

小朋友松松有一天突然吵着牙疼，妈妈纳闷了：一直控制不让他吃糖的啊，难道牙坏了？让松松张开嘴巴看了看，他的牙龈红肿，妈妈心想原来是上火了。于是，妈妈就每天晚餐后给他喝点绿豆汤，火很快也就下去了。可是后来，松松隔三岔五就上火。最近不仅吵着牙疼得厉害，还出现了口臭、便秘的症状。看来这上火还挺严重的，妈妈就带他去医院了。医生看了后，说松松是胃热，得注意饮食。

松松的妈妈见到我的时候，满脸愁容地说："可是松松就爱吃肉啊。每餐问他吃啥，他都会以最快的速度说'吃肉'。给他炒青菜，明明炒得很熟了，但他就是说嚼不烂。可是肉类的菜，什么时候他都是吃得有滋有味。这可能也怪我，老觉得肉更有营养，从他开始长牙就让他吃肉，买鸡翅、鸡腿给他吃，这几年经常吃，而且吃的速度比大人还快。有时候我怕他消化不良，不让他吃，他就会又哭又闹，家里每天饭桌上是少不了肉的。是不是这样爱吃肉，对身体很不好呢？"

我当时对她说:"你也别太担心了,其实大部分孩子都不喜欢吃菜。我看过一篇相关文章,上面说这是孩子的一种自我保护。远古的时候,我们的祖先主要是吃肉的,刚打死的猎物,肉类一般都是安全的。但是,蔬菜就不一样了,那时候只有野菜可以吃,但是哪些野菜有毒,哪些没毒,人类又不是很清楚。而孩子身体免疫力较低,如果吃了有毒的野菜,会比大人更危险。所以人类在漫长的进化过程中,把'孩子要少吃菜'这一信息写在了基因里。这篇文章到底靠不靠谱另说,但你可以放心的是,喜欢吃肉,对幼小的孩子成长,影响不是很大。"

看到松松的妈妈放心多了的模样,我接着说:"但是,你也知道,营养学家一直在强调营养均衡,要多吃蔬果。这虽然是针对我们成年人的标准,但当孩子上学后,基本上饮食就要接近成年人了,这时候,如果你想去纠正他只吃肉的饮食习惯,恐怕会比较难。如果孩子长大成人后,依然只吃肉,那对健康肯定是不利的。所以,像松松这么小,爱吃肉没太大问题。可为了以后的饮食习惯,可以适当引导他吃点别的食物。同时,孩子胃热,平时你要注意多给他吃些具有清火功效的食物。"

孩子爱吃肉的父母都要记得,孩子胃热,主要是由饮食不均衡,火热内蕴所导致的。肉类高蛋白质、高热量,比较容易使孩子形成胃热。如果你发现孩子口臭、便秘,或者有牙龈肿痛、牙疼、口渴等症状,而且他平时比较爱吃肉,很有可能就是胃热。

孩子胃热,倒也不难处理,关键就是让孩子在平时生活中多吃些具有清火功效的食物,比如绿豆汤、苦瓜等。凉拌西瓜皮、小米绿豆粥、凉拌芹菜，这些食物都有很好的清热功效。除此以外，还要让他们养成经常喝水的习惯，只有这样，才可以有效预防胃热。

需要注意的是，当孩子便秘的时候，很多妈妈都会想当然地以为是消化不良，会擅自给孩子吃各种促消化的药物。这是不对的，不管什么时候，我们都不能盲目地给孩子服用各种药物，否则，不仅不能起到治疗的作用，反而可能会导致病情更加严重。我们可以给孩子进行食疗，或者在日常饮食中多采取预防措施，这才是最好的办法。

由于爱吃肉的孩子容易胃热，所以，平时我们应该让他们多吃一些富含粗纤维的食物，这样可以有效缓解胃热症状。像豆制品、海带、牛奶等含钙十分丰富的食物也可以多吃，因为它们也具有清热的作用。

另外，如果你的孩子爱吃肉，你可以尽量让他们多吃点健康的白肉，少吃红肉，尤其是尽量不要吃快餐食品，因为这些"垃圾食品"对孩子的健康是百害而无一利的。

既要吃得丰富，也要避免积食

说起控制食量，稍微缺乏自制力的成年人都做不好，看到喜欢的食物一不小心就吃多了，更何况是孩子呢？孩子的自我控制能力很差，尤其是嘴壮的孩子，只要是爱吃的食物，不管是糖果还是肉类，就想不停地吃，非得吃得小肚子溜圆不可。

可是，俗话说："要想小儿安，三分饥和寒。"意思是说，要想孩子不生病，就不要给他们吃得太饱、穿得太多。无论是哪种食物，再有营养，也不能吃得太多，否则，不但不能使孩子健康，反而会造成孩子"积食"，给孩子的身体带来不同程度的损害。所以，要强调营养的重要性和饮食的均衡性。但与此同时，我们也要注意，嘴壮的孩子，不能给他吃太多了，否则，可能会出现"积食"。

家里有孩子的人，可能对"积食"这个概念都不陌生。积食是中医的说法，西医一般叫消化不良，主要原因是吃得太多，损伤了脾胃，使食物停滞于中焦，形成胃肠疾患。对于我们大人来说，可能你休息一下等到食物消化了，自然也就好了。但孩子不一样，他们的肠胃本来就娇弱，消化系统的发育还不成熟，胃酸和消化酶的分泌较少，而且消化酶的活性低，很难适应食物质和量的较大变化。一旦积食，就会出现恶心、呕吐、食欲不振、厌食、腹胀、腹痛、口臭、手足发热、皮色发黄等症状，严重者还会出现精神萎靡、睡眠不安的症状。

不过，要是等到孩子出现这些明显的症状时你才知道他积食了，那就有点晚了。如果你是细心的父母，就能从一些并不明显的迹象中发现孩子积食的情况，然后尽早地采取措施。那么，都有哪些迹象表明孩子可能积食了呢？

第一个迹象就是吃饭不香了。如果你明显发现孩子胃口大不如以前，不愿意吃饭，孩子不仅吃得少，而且肚子还总是饱饱的，此外，孩子可能有好几天没拉便便了，那就很可能是积食。

第二个迹象是如果孩子经常喊肚子胀、肚子疼，并且还没吃东西的时候，摸孩子肚子也是胀胀的，说明孩子多半是积食了。

第三个迹象是口腔有异味。孩子口腔有异味的原因很多，积食是其中之一。如果孩子长期不排便，那么堆积在体内的食物势必会造成肠胃失控，食物不能得到较好的消化，就会发酸，从而产生难闻的酸腐味儿。此外，孩子的舌头不红润，且呈白色。这一迹象是帮助判断孩子积食的标准，但不能单凭这一点断定孩子积食。

第四个迹象就是孩子睡觉不踏实。所谓"食不好，睡不安"，如果孩子饮食规律，身体健康，那么睡眠应该是比较安稳的。而孩子一旦积食，睡眠就变得不安稳，孩子可能会手脚乱舞、牙关紧咬、不断翻身。当然，孩子睡觉不安稳的原因也有很多，所以它只是辅助判断标准之一。

那么，如果孩子积食了，该怎么办呢？父母的普遍做法是，给孩子喂点消食片，甚至有的父母把消食片当成零食给孩子吃，让孩子有事没事吃几片。他们觉得，消食片不算药，主要成分不就是山楂嘛，多吃点也没什么大不了的。其实，不是这样的，虽然消食片是一种比较安全的非处方中成药，适应人群很广，但孩子吃的任何食物都应该慎之又慎，更何况是药物呢？如果孩子积食比较严重需要吃药，我们还是要听从医生的建议。

如果孩子积食不严重，不需要吃药，我们也可以自己对孩子进行一些食疗。糖炒山楂就是不错的选择，它可以清肺、消食，尤其是针对吃肉过多引起的积食。具体做法是：取红糖适量（如果孩子有发热的症状，可改用白糖或冰糖），入锅用小火炒化（为了防止炒焦，可加少量清水），加入去核的山楂适量，再炒5~6分钟，闻到酸甜味即可。每顿饭后，让孩子吃一点。

除了糖炒山楂外，我们还可以给孩子熬制山药大米粥，它可以调补脾胃，滋阴养液，帮助孩子消食。具体做法是：取干山药片100g，大米或小黄米（粟米）100g，白糖适量；将干山药用清水浸泡一夜，切成薄片；大米淘洗干净，山药片、大米同放入锅内，加清水800mL，置大火上烧沸，再用小火炖煮35分钟就可以了。

这些食物都可以帮助孩子缓解积食的症状，但是，最好的办法还是预防。只要管住孩子的嘴巴，他们就不用承受积食的痛苦。在美味的食物面前，让孩子管住自己的小嘴是很难的，所以，这就需要爸爸妈妈多上心了。

首先，一日三餐要做到定时、定量，不能饥一顿饱一顿，否则会打乱肠胃的生物钟，影响消化。其次，只要你的食谱够科学，食物种类够丰富，就不必担心孩子缺乏营养。一日三餐可以稍微"欠"一点，别让孩子撑着。尤其是晚上，最好不要吃太饱。孩子白天运动量大，吃东西消化得快，但晚上胃肠蠕动慢了，消化能力比白天弱，如果吃得过多过饱，就容易积食。晚上即使喝牛奶，也别喝太多了。另外，孩子刚睡醒的半小时内，最好不要吃东西，等到肠胃也苏醒过来了再吃东西，才会比较好地消化吸收。

嘴壮和运动结合，效果最佳

说起运动，很多父母都觉得这跟婴幼儿没有太多关系。在他们眼里，运动似乎只有踢足球、打篮球、跑步、游泳等。其实，这样理解太片面了，运动无时无刻不存在于我们的日常生活中，孩子玩皮球、滑滑梯、做操、远足等，都是运动，而且是必不可少的运动。

不管你的孩子特别淘气还是特别文静，都需要一定的运动量。虽然孩子具体需要多大的运动量因人而异，但你一定要多给孩子运动的机会，因为孩子需要靠跑、跳、爬来探索世界，来了解自己的身体如何运转和释放能量。尤其是嘴壮的孩子，吃得比较多一些，他们更需要结合运动来消化食物，这样才能更多、更好地吸收营养。

一般来说，孩子学会爬、走路后，都是非常好动的，单单从自己的日常活动比如跑跳、追赶和打闹中，就能获得需要的运动量。但问题是，如今很多家庭里只有一个孩子，因此特别娇惯。有个别父母，别说户外体育活动，平时连孩子走路都不太舍得，生怕累坏孩子。如果在户外活动中摔一跤，那更是心疼得不得了。前两天，我还看到有妈妈在朋友圈发的小视频，八九个月大的孩子穿着汗衫短裤，在地上爬得不亦乐乎，开心极了，妈妈的文字说明是"孩子天天在地上蹭，我都替他疼"。

替他疼，可能是当妈的天性，但是，假如因此制止他爬行，那就太荒谬了。但是，还真的有父母这样做，他们会心疼孩子娇嫩的皮肤在地上蹭，还有些父母认为自己的孩子体质弱，累坏了要生病。甚至有个别父母认为，有些爬、翻、滚的动作危险，还会把一身干净的衣服弄脏。出于种种原因，他们会自觉或不自觉地限制孩子的很多运动。

等到孩子再长大一些，上学了，新的问题又出现了。由于父母长久以来都存在着重视智育轻视体育的现象，很多父母认为户外体育活动就是玩玩而已，还不如写写字、看看书有用。父母对体育活动意识的淡薄，使孩子更加缺少锻炼的机会。于是，从刚会走路的孩子到已经读中学的孩子，在运动方面，或多或少都会受到父母的干涉。

其实，运动的重要性是不言而喻的，并不需要我说太多。几乎所有的父母都希望孩子嘴壮、多吃点，可是与此同时，你也要让孩子多运动才好。只有经常带孩子锻炼身体，才能消化好、吸收好，让他们拥有健康的身体。我国游泳名将吴鹏小时候因为体弱多病，被酷爱体育的父母送进了游泳培训班，本来只是想通过游泳强身健体，提高身体免疫力，却不料由此诞生了一位世界冠军。你的孩子未必要去做世界冠军，但是，你总希望他一生健健康康吧？你一定要记得，运动在孩子的成长过程中确实起着重要的作用。

所以，为了孩子的身体健康考虑，你要督促他进行适量的运动。如果他总坐着，就要让他多做一些消耗能量的活动，比如骑小童车，来代替那些比较安静的活动，比如看电视。你也要尽可能多地和他一起活动，到楼下小区里玩玩单脚跳的游戏，或者在附近的空地上踢踢球。

如果孩子上幼儿园了，要确保幼儿园里的老师会带孩子做很多能动起来的活动，也有足够大的空间让孩子跑来跑去。节假日的时候，我们还可以邀请孩子的一两个小伙伴一起在小区或公园里玩。夏天一起去游泳，冬天一起打雪仗，等等。或者去游乐场滑滑梯、打秋千、爬上爬下、互相追赶。在这些游戏和运动中，孩子的平衡能力、速度、耐力等，都会得到很大提高。

需要注意的是，孩子正处于生长发育阶段，不要一味地追求运动的强度，而要根据孩子的年龄特点、兴趣和需要，选择适合他们年龄段的、他们自己喜欢的、有条件的并能坚持下去的游戏或运动。比如，3~4岁的儿童可以学习滑冰、体操、游泳、跑步。5~9岁的儿童，可以多尝试一些融入生活中的活动，或集体类的运动，比如，散步、爬山、踢足球、打篮球等。还可以多做一些有氧运动，比如，游泳、骑自行车、滑冰、跑步等。

至于运动量，不管你的孩子嘴多壮，运动强度都不应该太大。一般来说，10岁以下的孩子，每天总共1小时的锻炼就可以了，运动强度也应该适中。关键在于坚持，孩子年龄小，自觉性比较差，父母必须予以正确的监督指导，让他们合理安排运动量，有计划地锻炼，并且不要三天打鱼两天晒网。只有这样，才能让孩子从运动中得到极大的收益。

不要"硬塞"给孩子食物

不是每个孩子在面对你准备好的食物时都来之不拒，全部乐呵呵地吃掉。对很多父母来说，孩子挑食、偏食、食欲不好，是一件太让人头痛的事情。

2岁多的强勇真是人如其名，既"坚强"又"勇敢"，面对妈妈的"威逼利诱"，丝毫不动摇，对自己不喜欢的食物坚决不开口。于是，他们家几乎每顿饭都像是一场战争。吃饭时，强勇都会被命令坐在他的餐椅上。然后，外婆在左边喂一口菜，妈妈在右边喂一口饭，强勇被夹在她们俩中间，看起来煞是可怜。

　　但是，你以为他会妥协吗？小家伙虽然动弹不得，但是，嘴巴紧紧闭着，一会儿头扭到左边，一会儿头扭到右边，目的是避开妈妈和外婆送到嘴边的任何东西。是的，任何东西！妈妈和外婆越是这样，强勇越是什么都不吃。经常一顿饭下来，他都吃不了几口；外婆和妈妈往往也累得一口都不想吃。这样的情形，几乎每顿饭都会发生。所以一到吃饭的时间，妈妈的心就会紧张得像上了发条，不知道今天孩子能吃几口东西。明知这样的情形不正常，可妈妈却一点儿办法都没有。

　　你家里有这样的孩子吗？面对这样的熊孩子，你是不是又气又恨可是又无可奈何呢？在责怪孩子前，我觉得，你应该先反省一下自己。所以，我对强勇的妈妈说："不要在孩子没有饥饿感的时候，硬塞食物给他。你们这样做，会让孩子对吃饭产生厌恶、逆反心理，影响孩子的胃口，所以，要尽量保持宽松和谐的进餐氛围，鼓励孩子自己挑选食物，自己动手进食，提高孩子吃饭的兴趣，让他主动、自觉地去吃东西。以后，你们千万不要硬塞给孩子食物了，这样他即使吃下去，也会因为吃得不开心，从而影响对食物的消化和吸收。"

　　听了我的劝告后，强勇的妈妈开始改变策略。强勇不爱吃白水煮蛋，以前她都是硬喂下去，现在换了方法：她把鸡蛋切成四瓣，像漂亮的花瓣一样，放在小碟子里，旁边还放上鲜红的番茄酱，给强勇一把可爱的小勺，让他自己蘸着番茄酱吃。强勇好奇地接过碟子，乐呵呵地很快吃下去了。这可把妈妈高兴坏了："原来，孩子不是死活不吃东西，是不想被逼着吃东西。"

　　的确是这样的，别以为孩子小，他们其实很有主见。对于自己有兴趣、有食欲的食物，他们嘴都是很壮的。但假如你非要硬塞食物给他，即便孩子吃下去了，效果也不好。还会让孩子非常厌恶这些食物，从此以后就更不爱吃了，形成了恶性循环。

如果你家的孩子只是偶尔胃口不好，不好好吃东西，那么，你不必苛求他每餐都嘴壮，硬塞只会让孩子抵触吃饭，只要一天甚至三两天内基本上达到了营养摄取标准，也就可以了。保留孩子珍贵的食欲，比每顿饭都吃够分量更重要。

如果你家的孩子长期以来都挑食，那么在发脾气前先想想："我自己是不是也有不喜欢的食物？"所以，与其硬性规定孩子在什么时间，一定要吃什么食物，不如想点巧妙的方法，引导孩子对食物的兴趣。你还可以将孩子不爱吃的东西剁碎了加入馄饨、饺子馅中，或是改善烹饪方式，丰富菜色，让孩子喜欢吃，主动去吃。比如，抓住孩子喜欢漂亮的心理，尽可能把蔬菜做得色彩和形状都更漂亮些。把不同的色彩搭配在一起，将蔬菜摆出不同的可爱形状，等等。

有时候，孩子不吃某些食物，只是因为他没见过，拒绝尝试没吃过的食物，这对孩子的生长发育自然是很不利的。这时候，父母要向孩子讲清楚这种食物的好处，而且你自己身体力行，津津有味地吃给孩子看，还可以给孩子讲讲有关这些食物的故事，让他们自己对这种食物产生兴趣，这才是一劳永逸的方法。

总而言之，有句话大家要记得，"吃什么听大人的，吃多少听孩子的"。你需要负责给孩子制订营养食谱，为他提供充足的、丰富的食物，但是，千万不要用你想当然的标准去衡量孩子的食量，不要因为"我觉得他没吃饱"就继续硬让孩子吃，这只会让孩子更不爱吃饭。

第三章
孩子嘴不壮是什么原因

　　看到孩子嘴不壮，很多父母的第一反应就是"这孩子嘴真刁，真挑食"。其实，有时候也许是你冤枉孩子了，也许是因为他身体不适，也许是因为你没有帮他养成良好的饮食习惯，也许是你做的饭菜真的太难吃了。但不管怎样，孩子嘴壮未必是你的功劳，但孩子嘴不壮，却一定有你的责任。所以，假如你觉得孩子嘴不壮，在责骂、抱怨前，请一定先弄清楚原因。

零食吃得太多，饭就吃不了多少

　　现在的父母会经常感慨，孩子爱吃零食不爱吃饭。但是，作为父母，要明白的是，零食不仅不能替代正常的一日三餐，还会让孩子变得挑食、厌食。

我们经常看到这样的情景，在幼儿园或小学门口，来接孩子的父母总是手上拿着各种各样的零食（"限制食用"的零食）。其实，父母的心理我都理解，觉得孩子去过集体生活了、去学习了，挺辛苦的，让孩子吃点零食慰劳一下。还有些时候，孩子一哭一闹，停不下来，父母就拿出零食来安慰孩子，虽然孩子暂时不哭不闹了，但却助长了孩子吃零食的习惯。

父母要明确一点，就是零食并不能够对孩子的身体起到保健作用，相反，吃多了还容易导致儿童牛皮癣、过敏性紫癜等各种疾病。而且经常食用这些零食会使孩子发生胃热积滞、脾不化食，食欲下降，甚至挑食、厌食。

长期挑食、厌食，会导致孩子营养素摄入不足或比例失调，机体因营养缺乏而免疫力下降。因此，久食零食既可影响少儿的正常发育，又会导致营养不良及其他疾病的发生。尽管零食香甜可口，但儿童如果随时食用，久而久之，则不能按时正常用餐，打乱了正常的饮食规律。

我接触过很多的父母，他们带着孩子来找我，说孩子营养不良应该怎么调。这些孩子要么瘦得跟豆芽菜似的，要么就有点过度肥胖，脸色都不太好。我就问他们是不是都爱吃零食，答案几乎是一致的。孩子们把零食当成了饭，营养摄入极度不均衡。

除此以外，更危险的是，很多零食中都含有化学添加剂，如染色剂、防腐剂、甜味剂等。有些膨化食品经铅容器加工制作（如爆米花），其重金属盐超标可达数倍至数十倍。以上化学和重金属盐类物质被人体过量摄入，均会对健康产生不良影响。

我们来看个真实的例子，希望能够引起父母的注意。

4岁半的皓皓一大早就被焦急的妈妈和奶奶带到了医院看病，可怜的皓皓半夜又拉又吐，折腾了一夜。奶奶摸着孙子蜡黄的小脸，心疼不已："昨天早上开始就没什么食欲，不想吃东西。晚上勉强喝了一点儿粥，谁知道半夜吐了，呕吐的都是前天的食物，还拉肚子。"奶奶说，过年期间家里备了各种各样的零食：炒米糖、巧克力派、薯片、蜜饯、饮料应有尽有，孩子平时就喜欢吃零食，尤其过年在家，只要大人一不注意，孩子面前就会多出一堆他吃剩下的零食包装纸。过年图个开心，所以大人也没怎么在吃上多管束孩子。医生给皓皓做了仔细检查，发现孩子的大便常规正常，血象稍微偏高。在和妈妈、奶奶交谈后，得知孩子最近没有在外面吃过东西，也没吃过隔夜食物，医生基本上可以判断：孩子的呕吐和腹泻是由消化不良所导致的。

零食吃多了，孩子不仅不能好好吃饭，还容易导致消化不良，损害孩子本来的健康，这不是爱孩子，而是害孩子。父母不要将零食作为奖励、惩罚、安慰或讨好孩子的手段，不要让孩子养成以吃零食作为"交换条件"的坏习惯。

脾胃运化能力差的孩子，要先调脾胃

孩子嘴不壮的原因有很多，脾胃运化能力差是其中一个重要原因，有些是先天的，有些是后天的。有的胎儿在母体内的时候，由于母亲生病或者身体虚弱的原因发育不好，所以孩子生下来先天脾胃就有点虚弱，这种孩子要及早用药物进行调理。但更多的孩子，则是后天脾胃虚弱。

如果孩子偶尔或者短时期内不爱吃饭，有可能是积食或消化不良，感冒期间肯定也会吃的少一些，这也是人体的自我保护，都是很正常的。但是，如果长时间嘴不壮，不爱吃饭，一般来讲，都会与脾胃功能不足有关。

一看到谦谦，我就知道这孩子肯定脾胃功能弱。她的妈妈有些纳闷："我都还没说话呢，你咋就说我们家孩子脾胃虚弱？"我说："孩子皮肤有些发黄，头发稀疏，身材瘦小，这些都是脾胃虚弱的典型表现。"果然，她妈妈说，这孩子一直嘴不壮，不肯好好吃饭，食量很小，体检时身高、体重都不达标，还特别容易感冒，全家人都特别犯愁。本来以为是这孩子嘴太"刁"，没想到，她居然是脾胃虚弱。

孩子脾胃虚弱，主要表现是不爱吃饭、瘦弱、爱生病。调理脾胃是长期的事情，指望孩子胃口一下子好起来是不大可能的，只能慢慢调理。

从中医上来看，脾胃虚弱其实是指两方面：一个是脾虚，一个是胃虚。我们通常会把脾胃虚弱连在一起讲，是因为脾胃功能密不可分。中医认为脾是后天之本，后天的营养物质来源于脾的运化，如果脾胃虚弱，整个机体的营养状况就会差，会导致很多常见问题，比如，厌食、汗多、大便干燥、腹泻或经常感冒。

脾虚可以分为脾胃虚寒和脾虚胃热，最明显的区分是前者泄泻，后者便秘。所以，便秘很可能是脾虚胃热，而闹肚子很可能是脾胃虚寒，父母要根据孩子的实际情况制订对策。千万不要因为孩子便秘，就滥用一些清热泻火类药物，比如，板蓝根冲剂、清热泻火口服液等，以免苦寒伤胃。

一般来说，要想调理虚弱的脾胃，最关键的问题是要合理喂养，注意养成良好的饮食卫生和习惯。很多孩子脾胃虚弱，都是因为长期饮食不规律、生冷食物吃得太多、长期服用抗生素或某些疾病（如慢性肺炎等）引起的。中医认为，太凉的食物入胃后是会伤阳气的，寒凉类药物也容易导致脾胃虚弱。

如果你的孩子真的是因为脾胃虚弱嘴不壮，我们可以选择一些食疗方来帮孩子补养脾胃。比如，消瘦、食欲不振的孩子，可以试试莲子山药粥，材料是莲子30g，山药80g，粳米50g。将莲子去心，与山药、粳米、水共煮粥食用。

消化不良伴有厌食的脾胃虚弱的孩子，可以试试大枣小米粥。材料是大枣10个，小米30g，先将小米清洗后，放入锅内用小火炒至略黄，然后加大枣及适量清水，用大火烧开后再改用小火熬成粥食用。

至于手足心热、大便干的脾胃虚弱的孩子，可以尝试食用麦冬沙参扁豆粥。材料是沙参、麦冬各10g，扁豆15g，粳米50g，将沙参、麦冬加水煮20分钟取汁，用这个汁液与粳米、扁豆一起煮粥吃。我们在给孩子进行食疗时，一定要根据孩子的具体症状，利用食物的特性来调节机体功能。

除了食疗外，对于脾胃运化能力差的孩子，我们还可以试试捏脊。捏脊是一种物理疗法，没有不良反应，操作也很简单。具体做法是：双手食指半屈，拇指伸长，然后捏起儿童背部皮肤约0.5～1cm，从下往上推进。如此反复，每天1～2次。它对于孩子的日常保健大有裨益，父母们不妨试试看。

另外，像谦谦这样的孩子是脾胃虚弱，胃口不好，但还有一些孩子，他们特别能吃，但是吃什么拉什么，不吸收，长得很瘦，中医认为这是"脾弱胃强"，小马拉大车，也是不正常的现象。对于这种情况，需要给孩子吃一些健脾的食物，比如薏米、茯苓等。也可以到医院开一些补脾的药物，同时注意，千万不要觉得孩子嘴壮，多吃点没关系，暴饮暴食可不是什么好事情。

缺乏微量元素，孩子也容易吃得少和挑食

既然是微量元素，说明它在人体里的存在量极少。一般来说，我们把低于人体体重0.01%的矿物质称为微量元素。人体每天对微量元素的需求量很少，但它们却是必不可少的。

比如，如果缺铁，对孩子的健康会产生非常严重的影响，重度缺铁性贫血甚至可能导致孩子死亡。一般性缺铁，会损害儿童智力发育，使婴幼儿易激动、淡漠，对周围事物缺乏兴趣，还可以造成儿童、青少年注意力、学习能力、记忆力异常。铁缺乏的幼儿，铅中毒的发生率比无铁缺乏的儿童高3～4倍。

缺钙会严重影响孩子的身体发育。由于婴幼儿正在快速成长，如果长期摄入钙量过低并伴有维生素D缺乏、日晒少，可能引发生长发育迟缓、骨骼畸形、牙齿发育不良。而铁和钙，都是孩子膳食中最容易缺乏的营养素。

假如孩子嘴不壮、爱挑食，有没有可能是因为缺乏微量元素呢？是的，很有可能是缺锌。锌的主要生理功能就是促进生长发育，被誉为"生命之花"。缺锌会给孩子带来一系列的身体不适，影响正常成长，导致免疫力低下。而食欲降低，正是婴幼儿缺锌的早期表现之一。

为什么缺锌会让孩子没食欲呢？主要是因为唾液中的味觉素的成分之一是锌，所以锌缺乏时，会影响味觉和食欲。而且，锌缺乏可以影响味蕾的功能，使味觉功能减退。孩子对酸、甜、苦、咸分辨不清，自然很难有食欲。另外，缺锌还会导致黏膜增生和角化不全，使大量脱落的上皮细胞堵塞味蕾小孔，食物难以接触到味蕾，味觉变得不敏感，造成食欲减退。

可见，假如缺锌，孩子的味觉会比健康儿童差，出现厌食，是非常自然的现象。所以，当孩子不愿意吃饭的时候，我们要考虑到有没有缺锌的可能。

一般来说，孩子缺锌的时候，有以下典型表现：①食欲减退。挑食、厌食、拒食，普遍食量减少，孩子没有饥饿感，不主动进食。②乱吃奇怪的东西。比如，咬指甲、衣物，啃玩具、硬物，吃头发、纸屑、生米、墙灰、泥土、沙石等。③生长发育缓慢。身高比同龄组的孩子低3～6cm，体重轻2～3kg。④免疫力低下。经常感冒发热，反复呼吸道感染，如扁桃体炎、支气管炎、肺炎、出虚汗、睡觉盗汗等。⑤指甲出现白斑，手指长倒刺，出现地图舌（舌头表面有不规则的红白相间图形）。⑥多动、反应慢、注意力不集中、学习能力差。⑦皮肤损害。出现外伤时，伤口不容易愈合。⑧易患皮炎、顽固性湿疹。

以上这些情形如果有其中一项，就要考虑缺锌的可能性。如果有好几项都符合条件，那基本上就可以确定孩子缺锌了。不过，孩子到底缺不缺锌，我们还是要去医院做一个微量元素检查来确定一下，不要急着盲目补锌。

如果孩子真的缺锌很严重，需要在医生指导下吃一些含锌的药，如葡萄糖酸锌。不过要切记，一定要遵医嘱，不要过于相信广告宣传，擅自给孩子服用保健品。因为我们在补锌的同时，还需要考虑铁、锌、铜等各种矿物元素之间的相互平衡。乱补充锌剂，有可能造成铜缺乏，而铁与锌之间的相互干扰更明显，乱补锌很有可能造成孩子贫血。假如孩子缺锌不严重，我们可以依靠食物补充。

一般来说，2岁以下的婴幼儿最容易缺锌。这是因为2岁以下的婴幼儿生长迅速，对锌的需求相对较高，所以是锌缺乏的高危人群。为此，我们提倡母乳喂养，母乳尤其初乳中含有大量的锌。人工喂养的孩子需要按时添加瘦肉等含锌丰富的辅助食品。

6个月以上的孩子，可以用猪里脊肉和鸡蛋做成肉蛋羹；10个月以上的孩子，可以用鸡肝或猪肝做成肝泥；1~2岁的孩子，我们可以给他做牡蛎汤；2~3岁的孩子，可以吃一些果仁粥。不过，花生、核桃仁这些果仁要尽量剁碎并煮软，以免宝贝发生呛咳。3岁以上的孩子，就可以按照成年人的菜式来补锌了。富含锌的食物有生蚝、山核桃、扇贝、口蘑、香菇、羊肉、葵花子、猪肝、牛肝等，我们可以适当给孩子多吃一些。

除了多吃含锌丰富的食物外，我们还要注意日常生活中的烹饪方式。因为在中国人传统的膳食习惯中，菜品通常是用煎、炒、烹、炸等高温手段烹制的，而高温的烹制过程会导致菜品中很多营养物质流失，特别是锌的流失量很大。所以，我们烹调食物时，要控制好火候，以减少锌的流失。

另外，如果食物中的铁、钙、磷、铜等成分含量过高时，锌的吸收利用率就会降低。针对这种情况，我们要在日常饮食中保证食物多样化，力求达到平衡膳食，以提高锌的吸收利用率。

寒凉食物吃得太多，容易伤脾胃

每到暑假，儿童医院里总是挤满了肠胃不适的小患者。为什么呢？大都是寒凉食物吃多了。中医认为小儿"不足"，也就是说，儿童处在生长发育的旺盛阶段，各脏器发育还不完全，脾胃比较娇嫩，过食寒凉会损伤脾胃，造成脾胃虚弱、寒凝气滞、消化吸收功能下降，甚至出现厌食、乏力、记忆力减退、发育迟缓等现象。那些去医院的小朋友脾胃问题往往已经比较严重了，还有很多小朋友其实脾胃已经损伤了，但是他们的爸爸妈妈还不知道。

很多父母会觉得："夏天嘛，本来胃口就不好，孩子夏天嘴不壮也很正常嘛。"其实，夏季天气炎热，暑热属于"热邪"，本来就会伤脾胃。如果寒凉食物吃多了，更会伤及脾胃，造成脾胃虚寒，以至于孩子食欲减退。

就像琪琪一样，她一直都是个嘴壮的孩子，胃口很好，每顿都能吃一小碗米饭。可是，妈妈发现她最近食欲减退了，胃口不好，做啥都只吃一点点，但是，她很喜欢吃冰激凌。妈妈纳闷了："这是怎么回事呢？是不是吃冰激凌容易饱，影响了胃口？"

其实，不单单是吃冰激凌容易饱。冰激凌作为零食，吃多了肯定会影响正餐的食量。孩子吃多了冰激凌，到了饭点儿也不觉得饿，吃饭时自然就吃得少了。同时，人体对食物的消化吸收依靠脾胃功能来完成，孩子的脾胃又比较娇嫩，冰激凌吃多了，脾胃有可能受伤，所以孩子就不爱吃东西。

因此，我提醒琪琪的妈妈：你自己爱吃冰激凌，这也不是好习惯。孩子现在向你学习，很有可能导致脾胃虚寒。关于脾胃寒凉，中医有一个很形象的比喻，说脾胃就像一口锅，这口锅一定是热的，才能把锅里的食物煮熟。如果总吃寒凉食物，胃这口"锅"总是凉的，胃里的食物如何能被"煮熟"呢？而食物不熟，就像我们总吃半生不熟的东西，身体能很好吸收吗？想想可不就是这个道理？琪琪现在还只是胃口不好，如果继续发展下去，还有可能给肠胃带来实质性的损伤。所以生冷寒凉的食物，给孩子吃的时候，一定要慎之又慎。

有的父母可能会觉得，虽然冷饮等食物对肠胃刺激很大，但影响有限。夏天不给孩子吃点冰凉的食物，好像也不太人道。尤其是当父母管不住自己的嘴时，也没有立场要求孩子不许吃。

其实，冰棍儿也不是不能吃，夏季天热的时候，可以稍微吃一些，但一定要注意，孩子年龄越小，脾胃越娇嫩，承受寒凉的能力也就越弱，所以要根据年龄大小确定一个适宜的量。身体强健的孩子可以吃点，假如孩子本来就身体虚弱，最好还是不要让他吃。而且，女孩和男孩相比，体质往往会偏虚寒，更应该节制。

另外，冰棍儿有大有小，有轻有重，水分有多有少。相比而言，冰棍儿个头越大、分量越重、水分越多，里面的冰碴儿越多、越寒凉，就越伤脾胃。所以，如果孩子实在馋冰棍儿，可以给他吃个头小一点儿的。

冰棍儿、冰激凌等太冰的食物对肠胃的刺激比较大，容易伤脾胃，这个大家可能都知道。但大家可能不知道的是，夏天那些解暑的汤水、凉茶，也有可能伤及孩子的脾胃。很多人喜欢在夏天喝一些绿豆汤、凉茶解暑，这本身是没问题的。假如孩子白天在外面玩得比较久、晒了太阳，又出了大汗，回到家喝碗绿豆糖水或绿豆粥都是很好的。但是，没有必要天天都喝绿豆粥，因为孩子脾胃本身不够强健，这种清热的饮食不要吃得过于频繁，或者每次吃太多。

此外，还有一些性寒的食物，比如，海带、菠菜、苦瓜、绿豆，吃多了都会伤脾胃。而在荤腥类别的食物中，也有可能会伤脾的食物，如海鲜中的田螺、螃蟹，肉类中的鸭肉、鸭血等。它们都是性寒的食物，很容易伤脾。总的来说，只要是性寒的食物，都会对脾造成不同程度的伤害，只不过有轻有重。

不过，大家也不必太过担心，虽然我们经常会听到某种食物"性寒"，但只要不过量食用就不会伤脾。但性大寒的食物要尽量少吃。

一般来说，西瓜并不适合过早地给孩子食用，最好在8月龄以后再说。给大孩子喝西瓜汁，一天不要超过一杯；至于苦瓜，别给3岁以内的孩子吃；给孩子吃绿豆，要煮至烂熟，才不至于太过寒凉，而且每次以小半碗为宜，不要吃太多；至于凉茶，最好别给孩子喝。只要注意这些，一般来说，孩子都不会因为过食寒凉而伤脾胃。

假如孩子已经因为过食生冷食物嘴不壮了，那么首先应该停止食用所有冰冻食品，减少食用寒凉食物。同时，要多吃一些健脾胃的食物，比如，淮山药、茯苓、扁豆、麦芽、白术、莲子、莲藕、芡实等。尽快把孩子的脾胃调理好，这样他才能吃饭香、身体壮。

孩子缺乏运动，消耗少，吃得也少

嘴壮的孩子，再加上运动，才能更好地消化吸收营养。那是不是嘴不壮的孩子就不需要运动了？当然不是的，对于嘴不壮的孩子来说，适量的运动可以刺激他们的食欲，让他们多吃点。

大家都应该有过切身体验，我们参加体育运动时，体力消耗要比平时增加很多，代谢也会加快。而运动中大量消耗的能量，需要我们从食物中摄取营养物质来补充。这时候，身体消化吸收的能力大大增强，使我们的食欲特别旺盛。而且，我们在运动的时候，由于呼吸加深，膈肌大幅地上下移动，腹肌前后运动，使胃肠得到了按摩，从而有助于消化。所以，运动后食欲好了，饭量就会增加。

虽然适当的活动能给孩子带来无穷的活力，促进孩子的身体成长，同时也能够锻炼孩子的意志和品格。可是，还有很多孩子不爱运动、缺乏运动，因此导致嘴不壮。

吉吉就是这样一个孩子。他是一个文静的小男孩，平时身体很好，就是瘦瘦弱弱的，看起来很让人心疼。他已经6岁了，马上要上小学了，妈妈很担心："他吃这么少，上学能不能吃得消啊？"

看到吉吉这么文静，我就问妈妈他是不是不爱动、不爱玩。妈妈说："没有啊，他还是很爱玩的，玩玩具、玩电脑，凡是玩的东西，样样都玩得棒。不过，就是不爱运动。上周，他爷爷奶奶过来了。周末他在电脑前玩小游戏的时候，爷爷叫他说：'今天天气这么好，我们全家去郊游吧！'吉吉刚开始根本不愿意去，说太累，不想动。最后，我们总算是说动他出门了，但还没走多远的路，他就已经气喘吁吁了。相比之下，同行的爷爷却健步如飞。这下，爷爷一个劲地埋怨我们平时只知道工作，孩子的身体一点儿也不注意，天天不爱动，身体素质这么差，以后可怎么办！唉，我也知道孩子这样不好，但是，应该怎么办呢？"

我说："其实，孩子胖瘦不要紧，重要的是精神好、吃饭香。你们现在要做的不是逼迫孩子多运动，而是引导孩子，让他觉得运动是快乐的游戏，而不是义务性的活动。"

有很多孩子，不管是小男孩还是小女孩，都像吉吉一样不爱运动。至于原因，就很复杂了。有些孩子跟吉吉一样，对电视、电脑感兴趣，所以喜欢坐着不动。这也怪不得孩子，网络世界里的新事物对孩子们的吸引力非常大，这就导致孩子们不愿意运动。所以，很多父母会限制孩子玩手机、玩平板电脑、看电视，这都是有道理的。

还有的孩子不爱运动，是受到父母重智育、轻体育的影响。现如今的孩子，负担比我们小时候重多了，从幼儿园开始，父母就会给他们报各类兴趣班，这些兴趣班大多是绘画、英语、钢琴、奥数等坐着不动的活动，孩子们哪儿有时间运动啊？等到孩子们上学后，随着学习任务的加重，运动时间更少了，于是喜静不喜动渐渐成为一种习惯。等到这时候，你再想鼓励孩子多运动，恐怕已经有点晚了。

　　还有些孩子，是因为被父母过度保护。对孩子溺爱过度的父母，生怕孩子外出后会发生意外，所以宁愿把孩子放在家里，让他们与电脑、电视为伴。慢慢地，孩子就越来越不爱运动了。还有些父母也是迫于无奈，小区里活动场地被限制，适合孩子们活动的地方更是少之又少。就这样，不管是客观原因还是主观原因，和我们小时候相比，现在的孩子们活动量明显少多了。一个在电脑前一坐就是半天的孩子，你能奢望他吃饭的时候胃口大开吗？

　　所以，父母还是要多操点心，让孩子们有适宜的运动量，这样不仅能让他们嘴壮，更能让他们身体壮，对健康有极大的好处。因此，除了关心孩子是否有足够的营养外，我们还要为孩子安排一些有益健康的活动。

　　首先，你得给孩子创造条件，提供运动的场地。生活在都市中，我们的居住环境比较狭窄，孩子在家里的活动空间有限。父母们需要给孩子安排一些户外活动，让孩子多跑跑跳跳，参加一些体能活动。当然，你给孩子选择的运动场地必须安全。

　　需要提醒大家的是，拔河、长跑、负重跑、掰手腕、极限运动、兔子跳、倒立、碰碰车等运动，都是不适合孩子（低幼）的，它们或多或少都有碍孩子的健康，所以不建议让孩子做这些运动。另外，小区里的健身器材也不适合孩子玩，它们对安全意识的要求很高，原则上是给中老年人配备的，极少有小区安装适合儿童的健身器材。所以，大家不要让孩子去玩健身器材，以免出现意外。

　　适合孩子进行的运动，一般有跳绳、弹跳、跳皮筋、拍小皮球、踢足球、打篮球、打乒乓球、游泳等。对于学龄前的孩子来说，一次运动，时间最好不要超过1小时，间隔十几分钟，休息一会儿后再运动。一天的运动量也不能过大，以运动后孩子不感到疲劳为度。

总而言之，不管孩子是不是嘴壮，作为父母，都有义务帮孩子养成爱好运动的生活习惯，为孩子的生长发育和身体健康保驾护航。所以，假如孩子不爱运动，就从现在做起，和他一起动起来。

饭前吃水果或喝水，也容易造成孩子吃饭少

与饭后吃水果、喝水比起来，饭前吃水果、喝水，其实是个好习惯。为什么这么说呢？因为水果中的很多成分，比如维生素C，以及可改善血液中胆固醇代谢的果胶等，其消化吸收，不需要复杂消化液的混合，就可以迅速通过胃进入小肠被吸收。空腹时的吸收率，要远高于吃饱后的吸收率。而且，水果本身很容易被氧化、腐败，饭前吃，可以缩短它们在胃中的停留时间，降低其氧化腐败程度，减少可能对身体造成的不利影响。当然，番茄、橘子这些不适合空腹吃的水果除外。

而且，对于成年人来说，饭前吃水果，符合"吃饭八分饱"的健康原则。水果是低热量食物，平均热量仅为同等重量面食的1/4，约是同等重量肉食的1/10。先吃一些低热量的食物，肚子有了饱腹感后，那些高热量的食物自然吃得就少了。

这就意味着，假如你饭前吃水果，那么吃饭的时候就会吃得少一点儿。对于想减肥的人群来说，这可能是个好消息。但是，对于孩子

来说呢？直接结果就是嘴不壮，吃饭少。

孩子放学归来，家里常常已经准备好饭菜，但是，他们有的口渴难耐，先咕嘟咕嘟灌饮一大杯的白开水，然后拿起筷子就吃饭。这样做的后果是，一大杯白开水，会将消化液稀释，从而影响消化功能。但改成喝汤就没关系了，汤和水不一样，它的咸味能够刺激消化腺分泌消化液，提高消化液的活性，能够养胃。

不过，饭前也不是不能吃水果、喝水，关键看是"多久以前"。吃水果最佳的时间，是饭前1小时或者饭后1小时。一日三餐中，又以早餐后1小时吃水果最健康。这是因为，早餐通常比较简单，热量低，上午九、十点的时候，补充一些含糖量高的水果，能够迅速转化成能量，让人精神饱满。而晚餐后最好不要吃水果，过多的糖分代谢不出去，容易造成肥胖，还会给肠胃增加负担。

虽然饭前吃水果对于成年人来说是很好的选择，有助于在正餐时减少食量，控制体重，但如果是肠胃比较虚弱的人，空腹吃水果可能会引起不适。而且，如果你想让孩子嘴壮，就不能减少他的食量。因此，最保险的方法是在餐后1小时再吃水果。如果有条件，我们可以把水果放在两餐之间，给孩子作为零食吃。

至于喝水，一般来说，饭前1小时内和吃饭中，都不宜大量喝水，因为孩子的消化能力一般比较弱，饭前和饭中大量喝水，会冲淡胃液，影响消化。对我们成年人来说，这种影响可能不是很明显，但对孩子就不一样了。如果长期以来都是这种习惯，很容易让孩子出现消化不良的症状。

此外，孩子不仅饭前最好别喝水，而且睡前两小时内也不能多喝水。年龄比较小的孩子在睡熟后，还是不能够完全控制排尿的，如果睡前喝的水过多，会很容易遗尿。即使不会遗尿，一晚上几次起来小便，也是会影响睡眠的。所以，在睡觉前的两小时内尽量不要给孩子多喂水，如果孩子真的很需要，也要控制好水量，让孩子稍微解解渴就可以了。

如果饭前孩子特别口渴，也可以让他稍微喝一点儿水，以增加口腔内唾液的分泌帮助消化，但不要饮水过量。关于喝水，我建议孩子最好在两餐之间喝水，少量多次。一定不要等到口渴了再喝水，因为这时候身体缺水已经到了一定程度，长此以往会引起各种健康问题。虽然这些条条框框都很琐碎，但是，从这些小细节入手，帮孩子从小养成良好的饮水习惯，会让他受益终身。

饭菜做得不好吃、太单调，孩子也会很挑剔

这个道理其实再简单不过了：好吃，自然吃得多；不好吃，当然就不想吃。对于孩子来说，更是这样。他们觉得好吃、想吃，不用你说什么，他们嘴巴就很壮。假如你做的饭菜难以下咽，你觉得孩子的味蕾是摆设吗？他们当然不乐意吃。而且，假如你们家的菜谱数十年如一日从不更换，也就别奢望孩子每天盼着吃饭。

当丁丁妈妈抱怨孩子嘴刁的时候，我让她列举一下家里的日常菜单，她想了想对我说："我平时上班忙，家里的菜都是我婆婆做的。一般都是清炒黄瓜片、土豆丝、青椒豆腐干、肉丝豆腐干、素烧冬瓜、

素炒青豆、素烧土豆块、豆芽、清炒白菜木耳、清炒胡萝卜丝、清炒白萝卜丝、素烧豆腐，还有鸡蛋羹，番茄炒蛋偶尔也有。红烧肉、煎小黄鱼，我能想到的大概就这些吧……"她自己总结着，声音越来越小，可能是她也觉得心虚了，因为菜式真的相当单调，而且常年不更新。

可能是自己觉得不好意思了，丁丁妈妈马上为自己辩解道："这也不能怪我们啊，也不能怪我婆婆不上心，主要是孩子太挑，有时候忙活半天，孩子不吃，时间久了谁都受不了，做饭也就越来越凑合。我家每周喝1~2次骨头汤，因为家人胃口都一般，老人又总喜欢煨一大锅，一次喝上三四天。荤菜也是，常常一顿荤菜管4天，前两天吃肉，后两天加素菜回锅炖。我也知道这样不太好，可是孩子吃菜那么挑，我们都不知道该怎么做饭了。"

我没有让她继续给自己找借口，只问了一句："如果这样，孩子的营养如何得到保障？"这也正是丁丁妈妈最担心的问题，她一下子着急了："是啊，我也担心呢。孩子不爱吃饭，长不高怎么办？"

长不高是小问题，营养不均衡，给孩子身体发育带来的影响，那可是会持续终身的。丁丁妈妈不仅没有意识到问题的严重性，而且也没有意识到自己身上存在的问题。

于是，我给丁丁妈妈推荐了一些书籍，还给了她一些网址，让她照着视频把馒头和米饭做成各种小动物的形状。比如，用绿豆点缀眼睛，火腿肠做嘴巴，把米饭做成栩栩如生的小兔子、小青蛙，等等。还给她推荐了一些适合儿童吃的菜色，比如，苹果麦片粥、五彩蔬菜丸子、南瓜酸奶沙拉，等等，它们大都营养丰富，而且色泽鲜艳，让人胃口大开。丁丁看到这些新奇的饭菜，不仅吃得开心，饭量也变大了。

你家里的餐桌上是否也存在同样的问题呢？很多父母不重视孩子食物种类的多样化和烹调方法，给孩子的食物种类过于单调，难怪孩子嘴不壮。其实，饭菜质量欠佳、饮食单调是引起孩子偏食、厌食的原因之一，也许短时间内在家吃饭看不出来，但随着孩子慢慢地长大，会有很多机会接触外面的食物。当他们有了对比后，就会有鉴别，然后开始"挑剔"。这其实都是非常自然的现象，如果你不能逼着自己吃水煮白菜，就不要嫌孩子挑剔。

我曾经听到有的父母说："现在的孩子，生活够好了，嘴巴还那么刁。我们小时候，想吃这些还吃不到呢。有得吃就不错了，不能惯他们这些毛病。"对于这些父母，我想说的是，请收起这些不负责任的赌气观点，你该做的是为孩子多用点心。

假如你真的在意孩子的健康，就要记得，1岁以后的孩子，每天应该吃到10种以上的食物，以后可逐渐增加到30种。我们想变花样，就可以将许多种类的食物合在一起吃。比如"炒五丁"，将土豆、胡萝卜、香菇、猪肉都切成小丁，与豌豆一同炒熟。又如"罗宋汤"，可以放入洋葱、卷心菜、土豆、胡萝卜、番茄与牛肉等。这些菜颜色鲜亮，营养成分全，都是非常适合给孩子吃的。它们的原材料价格都不贵，所需要的，只是你的用心。你不需要花很多钱，只需要花点心思，把不同食物更好地进行搭配，在做饭的时候更认真一点儿，效果就会大有不同。

好的父母，应该是一名合格的营养师，当然也应该是一名好的厨师。我们要在饮食均衡的条件下，用多种类的食物取代平时所吃的单纯的米饭、面条。例如，有时以土豆作为主菜，再配上一些蔬菜，也能拥有一顿既营养又丰盛的餐点。你只需要拿出足够的耐心，和孩子一起做出改变。相信不用多久，孩子也会变得嘴壮起来。

心理因素也会让孩子不爱吃饭

按说，吃饭是动物的一种本能，饿了就想吃东西，拦都拦不住。为什么孩子不爱吃饭呢？刚才我们已经讲了好多原因，其实还有一个，那就是心理因素。

某幼儿园蔡老师，曾经跟我讲过她的烦恼。在她的日常工作中，每天都会接触到因为各种原因不肯好好吃饭的孩子。

比如，其中有一个孩子迪迪，是从天津刚转学过来的。在天津的时候，爸爸妈妈吃惯了海鲜，每顿饭都会做螃蟹和大龙虾，还有很多其他的海产品。而这些食物，在幼儿园是不可能每天都有的。所以，迪迪很长时间都不肯吃幼儿园里的饭，理由是"幼儿园没有螃蟹，我最喜欢吃螃蟹的腿了""这里的菜没有味道，我不爱吃青菜""妈妈说，那种胖胖的鱼才有营养"。就这样，老师们花了很长时间，才让迪迪明白，不是只有那种胖胖的鱼才有营养，别的食物也是有营养的。

还有一个小姑娘倩倩，医生说她先天有点缺钙，所以1岁以后，妈妈就让她每天饭前喝一盒牛奶。倩倩似乎也非常喜欢喝，可是，每天喝这么多牛奶，会影响正餐的食量。但为了补钙，倩倩的妈妈也就接受了小姑娘吃饭不多的事实。但上了幼儿园后，就出问题了。吃饭的时候，没有牛奶，倩倩就不肯吃东西。怎么办呢？幼儿园也不可能为她一个人单独准备她喜欢的牛奶。就这样，倩倩的吃饭问题成了老师和妈妈的大麻烦。

还有个小姑娘玲玲。爸爸妈妈工作忙，玲玲上幼儿园之前是跟着乡下的爷爷奶奶长大的。爷爷奶奶做饭永远是一成不变的样子，而玲玲也几乎没有去外面吃过饭。所以在她心里，饭菜就应该是爷爷奶奶做的那样，否则，就不能吃。所以，切成片的黄瓜她吃，切成丁的就不吃；豆角只吃一种，长的或者紫色的都不喜欢。把饭菜做成充满童趣的各种花色，别的小朋友都很喜欢，但玲玲却不吃。比如，做成小青蛙造型的黄瓜，她就是不肯动，理由是"我没吃过，这很奇怪"。

这样的事情还有很多很多。其实，这些孩子嘴不壮，都是因为心理因素。虽然具体原因不同，但要想解决这些问题，就要解开孩子的心结。我在这里想提醒广大父母的是，与其等到出了问题再想对策，不如防患于未然，避免各种影响孩子进食的心理问题出现。

一般来说，造成孩子嘴不壮的一个最常见、最典型的心理因素，是逆反心理。由于父母经常勉强孩子吃东西，甚至有的采取惩罚手段强迫孩子吃，长此以往，这种强迫进食带来的病态心理，就成为影响孩子食欲的重要原因。

有些父母可能不会逼孩子吃，但他们会"哄"孩子吃，这样做的结果是，当孩子发现自己的吃饭问题是控制父母的关键，他们就会用吃饭问题来控制父母。别以为你的孩子什么都不懂，10个月后的孩子，就已经能够辨别父母，尤其是母亲的情绪状态，他们会根据母亲的情绪状态调整自己的行为。所以，如果你对孩子的吃饭问题过分敏感，孩子自然是会觉察到的。继而就会用吃饭来控制你，让他成为你关注的中心。

怎么办呢？最好的办法就是别管他，随他去。哪怕你心里担心得要死，表面上也不要表现出来，千万不要让孩子觉得这对你来说是个了不得的问题。你应该保持平常的、随便的态度，不要勉强他或哄他。你一定要忍着满腹的爱怜之心，让他知道，不好好吃饭，就要自己挨饿，自己要为自己的行为负责。这样你才不至于被孩子绑架，才能帮孩子养成良好的饮食习惯。

除了逆反心理，另一个导致孩子嘴不壮的心理就是自主心理。随着自我意识的发展，孩子不再完全依赖父母代为思考和决定饮食，他们已经有了自己选择喜欢和不喜欢的食物的能力。所以，有时候对于父母提供的食物，他们会表现得不想吃。其实，他们并不是对这些食物有太多成见，而是心理因素在起作用。

另外，孩子这种自主的愿望如果受到阻拦，就会发展成逆反心理，两者共同发挥作用。比如，有些父母认为吃巧克力对孩子牙齿不好、某些快餐食品有激素、炸土豆片是"垃圾食品"……孩子绝对不能吃，就禁止他们吃。可是，你越是阻止，他们越是想吃。越是想吃，就越要去吃。一旦吃到就大吃特吃，并且成了嗜好。所以，与其让孩子在你的"逼迫"下选择"垃圾食品"，不如让你的态度缓和一点儿，免得让他跟你对着干。

还有些父母爱挑选那些他们认为最好的、最有营养的食品给孩子吃，这种挑挑拣拣的做法，给孩子留下了深刻的印象，孩子自然就会趋向于那些所谓的好吃的食品，而对他们认为不好吃的却又含丰富营养的食物，就少吃，甚至不吃。所以，要想让孩子嘴壮并且拥有良好的饮食习惯，父母还要以身作则，先让自己做出一个好榜样才行。

第四章
孩子免疫力差、总生病，吃什么

在流感来袭的时候，为什么别的孩子好好的，而你的孩子总中招？为什么别的孩子感冒了两三天就好，而你的孩子非得拖上两周不可，而且还很容易转为肺炎？为什么别人家的孩子特别皮实，吃同样的食物一点儿事都没有，而你的孩子却上吐下泻？这可能都与免疫力有关系。假如孩子免疫力差总是生病，我们就需要给他吃一点儿帮助调节免疫力的食物，这样才能帮助他健康成长，少受疾病的困扰。

蘑菇，让孩子免疫力倍增的法宝

蘑菇属于真菌家族，对孩子是非常有益的。蘑菇里含有丰富的天然抗氧化剂、脂肪和胆固醇，营养丰富，能给人体提供丰富的营养物质，有益健康。蘑菇所含的多糖物质能够促进白细胞的产生，从而提高人体的免疫力。

　　研究表明，干蘑菇和新鲜的蘑菇一样，对人体免疫系统的影响是一样的，晒干了的蘑菇与新鲜的蘑菇一样含有丰富的营养物质。而且浸泡了蘑菇的水还可以用来煲汤或者煮米饭，煮出来的食物会更香。

　　定期在饮食中添加一些蘑菇能够减少炎症，对儿童的过敏和湿疹也能够起到很大的作用。食用蘑菇也是一个补充维生素B_2、维生素B_3、维生素B_5和维生素B_{12}的好办法（维生素B_{12}是促进神经系统发展的一个重要条件）。

　　研究表明，让3～5岁的孩子把某一种蔬菜作为主菜，而不是把它们作为配菜加入孩子喜欢的食物中食用，能够提高约50%的营养成分利用率。很多食物都是可以做成主菜直接喂给孩子吃的，比如，香菇、褐色双孢菇和金针菇等，可以把它们炖汤或者是做成砂锅菜等，做出来的菜香喷喷的，估计没有哪个孩子会不喜欢。

　　如果你的孩子很不喜欢吃蘑菇，你也可以把这些蘑菇切碎，加入孩子喜欢的食物中，比如，加入番茄肉酱里，或者加入肉饼、玉米饼和小肉丸里。

　　当你给孩子尝了不同口味的蘑菇后，把他喜欢的那个口味记下来。蘑菇可以说是"万能"的，你可以每天都换一种方法做给你的孩子吃。蘑菇还很容易添加到其他的食物中。比如，鸡蛋和汉堡，把蘑菇加进去，简单又美味。

营养食谱——鲜蘑通心粉

通心粉的风味独特，口感良好，很受小朋友的欢迎。鲜蘑营养丰富，可以提高孩子的免疫力。

【原料】鲜蘑40g，肉末30g，番茄1个，通心粉50g，红葡萄酒（几滴即可）、植物油、盐、香葱末各适量。

【做法】

1. 鲜蘑洗净后，撕成条；番茄洗净，切成块；通心粉用热水焯一下，沥干。

2. 植物油烧热，下入香葱末、番茄块炒出汁后，加入肉末，倒入红葡萄酒，炒匀成番茄肉酱，盛出。

3. 植物油烧热，下入蘑菇条翻炒，倒入通心粉、番茄肉酱，搅拌均匀，加盐调味即可。

菠菜，"大力水手"的最爱

小时候我们看过《大力水手》，故事中菠菜可以提升大力水手的力量，不知道有多少孩子都是因为这个故事爱上了吃菠菜。而"大力水手"之所以爱吃菠菜，也不是没有原因的。

《本草纲目》中认为，吃菠菜可以"通血脉，开胸膈，下气调中，止渴润燥"。现在营养学则给了菠菜"营养模范生"的美称，因为它富含类胡萝卜素、维生素C、维生素K、矿物质、辅酶Q10等多种营养素，也是维生素B$_6$、叶酸、铁质和钾质的极佳来源。而且，菠菜含有十分可观的蛋白质，每0.5kg菠菜所含的蛋白质相当于两个鸡蛋的蛋白质含量。菠菜还富含酶，营养真的很丰富。

由于菠菜营养特别丰富，所以它对促进孩子生长发育、增强抗病能力是非常有益的。菠菜里所含的胡萝卜素，在人体内能转变成维生素A，从而维护视力和上皮细胞的健康，提高预防传染病的能力，促进儿童的生长发育。

菠菜含有丰富的类胡萝卜素、维生素C及一定量的铁，有补血等作用。不过，菠菜含铁量虽然很高，但其中能被吸收的铁并不多，所以对于已经缺铁的孩子来说，不适合用菠菜来补铁。

另外，菠菜含有大量的膳食纤维，具有促进肠道蠕动的作用，利于排便，且能促进胰腺分泌，帮助消化。它还能促进我们身体的新陈代谢，对保持孩子的身体健康大有好处。

不过，虽然很多人都爱吃菠菜，但一定要注意，菠菜不宜直接炒制，因为它含的草酸比较多，有碍机体对钙的吸收。所以，吃菠菜的时候，可以先将菠菜用沸水烫软，捞出再炒。同时，应该尽可能地多吃一些碱性食品，比如，蔬菜、水果等，以促使草酸钙溶解排出，防止结石。婴幼儿和缺钙、软骨病、肺结核、肾结石、腹泻的孩子，都不适合吃生的菠菜。

吃菠菜的时候，可以炒、拌、烧、做汤和当配料用，比如，"姜汁菠菜""芝麻菠菜""海米菠菜"等。其他常见做法，有鸡翅金针菠菜汤、猪肝枸杞子菠菜汤、菠菜猪肝炒饭、菠菜粥、鸡蛋菠菜饼、菠菜窝蛋，等等。

很多人都喜欢直接把菠菜和猪肝一起炒，其实，菠菜和猪肝并不是很好的搭档。因为猪肝中含有丰富的铜、铁等金属元素，一旦与含维生素C较高的菠菜结合，金属离子很容易使维生素C氧化而失去本身的营养价值。由于动物肝脏、蛋黄、大豆中都含有丰富的铁质，所以不宜与含草酸多的菠菜同吃，否则，就会影响人体对铁的吸收。所以，菠菜在和动物肝脏、蛋黄、大豆等食物搭配食用时一定要先在沸水中焯烫。

营养食谱——果仁菠菜

花生等坚果可以降低胆固醇，延缓衰老，促进儿童的骨骼发育。而菠菜可以补血止血，利五脏，通肠胃，助消化。因此，这绝对是一道健康养生菜。而且这道菜味道诱人，色泽搭配合理，会让孩子食欲大增。

【原料】菠菜300g，花生米50g，腰果、熟杏仁、核桃仁、瓜子仁等坚果各适量，芝麻、植物油各适量，盐1/2茶匙（3g），香油1/2茶匙（3mL）。

【做法】

1. 菠菜择洗干净，放入滚水中焯烫后捞出，用清水过凉，沥干水分后切成4cm长的段备用。

2. 炒锅加入植物油，小火烧至五成热，放入花生米炸至八成熟，关火，利用余温将花生米煨至全熟后捞出冷却。

3. 重新起锅，用凉油炒制腰果，炒好后降温放入菠菜段中，再加入准备好的熟杏仁、核桃仁、瓜子仁、花生米等搅拌均匀。

4. 在菠菜中放入盐调匀，撒上芝麻，淋上香油，装盘即可。

牛肉，增强孩子的肌肉和力量

对于健身运动员来说，牛肉是必备的健身饮食之一。著名的健美先生阿诺德·施瓦辛格，就把牛排作为主餐。他们每天的五次饮食中，至少吃一到两次牛肉。健身吃牛肉，想不长肌肉都难。所以，如果你想增强孩子的肌肉和力量，不妨给他吃点牛肉。

为什么牛肉有这种功效呢？这是因为牛肉中的肌氨酸含量比任何其他食品都高，对增长肌肉、增强力量特别有效。在进行训练的前几秒钟，肌氨酸是肌肉燃料之源，能有效补充三磷酸腺苷，使训练坚持得更久。而且，牛肉中的肉碱含量很高。肉碱对人体是有益的，主要用于支持脂肪的新陈代谢，产生支链氨基酸，对健美运动员增长肌肉起重要作用。

而且，牛肉还富含钾和蛋白质、亚油酸等，它们都有助于肌肉的形成和保持。牛肉中还含有足够的维生素B_6，可以帮助我们增强免疫力，促进蛋白质的新陈代谢和合成，从而有助于紧张训练后身体的恢复。

对于孩子来说，牛肉还可以很好地补充微量元素锌与镁。锌是一种有助于合成蛋白质、促进肌肉生长的抗氧化剂。锌与谷氨酸盐和维生素B_6共同作用能提高免疫力。而镁可以支持蛋白质的合成、增强肌肉力量，更重要的是，可以提高胰岛素合成代谢的效率。所以，对孩子增强免疫力都是非常有好处的。

在我们中国人的餐桌上，猪肉是最常见的，其次就是牛肉。作为"肉中骄子"，牛肉富含蛋白质、氨基酸，比猪肉更接近人体需要，能提高机体抗病能力，对生长发育及术后、病后需调养的人，在补血、修复组织等方面都特别适宜。冬天吃牛肉还可以健脾养胃、强筋壮骨。

不过，牛肉虽然有重要好处，可是烹制却比较费劲，因为牛肉不容易熟烂，所以炖或者煮的时候，需要的时间比较长。大家在烹煮牛肉时，可以试着放一个山楂、一块橘皮或一点儿茶叶，这样会更容易熟透。

牛肉除了不容易被煮烂外，还很容易炒老，吃的时候很难嚼，口感很差。想吃到鲜嫩可口的炒牛肉，我们需要一些小窍门：大家可以把牛肉裹上淀粉糊下锅爆炒。在爆炒的过程中，拌入的淀粉糊会在牛肉表面形成一层膜，可有效锁住牛肉里面的水分，这样炒出来的牛肉就比较鲜嫩、松软可口。也可以裹蛋清或者加入啤酒、白糖，这些做法都会让炒出的牛肉口感更嫩滑。

由于与其他肉类相比，牛肉的肌肉纤维较粗糙不易消化，所以消化力弱的孩子不宜多吃，一周一次就可以了。而且吃的时候，一定要把牛肉做得烂熟、鲜嫩。这样就要求我们买牛肉的时候，最好选择又瘦又嫩的，比如，里脊、外脊等。切牛肉的时候，要逆着纹路切，而且切得越薄越好，这样做出来的牛肉才不会又老又硬。

营养食谱——土豆烧牛肉

牛肉含蛋白质、脂肪、维生素B_1、维生素B_2、钙、磷、铁等成分，土豆含大量淀粉、蛋白质和胶质、柠檬酸、乳酸及钾盐。土豆配牛肉是非常科学的菜品，能够增长肌肉、提高免疫力、补铁补血，而且明目。

【原料】牛肉250g，土豆50g，酱油30g，植物油50g，盐10g，胡椒粉2g，白糖15g，姜10g，葱10g，蒜末10g，水淀粉适量。

【做法】

1. 将牛肉切成块，土豆稍微切得小一点儿。

2. 锅内放入植物油，四成热时放入土豆块、牛肉块，然后开小火炸两分钟，待土豆块表面呈金黄色时，改大火，用筷子戳一下土豆块，土豆块中间稍微有点硬心时，就可以把牛肉块和土豆块捞出了。注意土豆块不要炸得太熟，因为最后还要跟牛肉块一起烧。

3. 锅内放入少量植物油，放葱、姜、蒜末炒出香味，加入汤或水，放酱油、盐、白糖、胡椒粉，倒入炸好的土豆块和牛肉块，改成大火，将汤汁差不多熬干时，少淋一点水淀粉，就可以出锅了。注意汤汁快熬干时，要勤翻锅，否则，容易糊底。如果油炸不方便，可以把油炸的步骤省略，多加点汤，煮的时间长一些。

西蓝花，闻名遐迩的蔬菜皇冠

被誉为"蔬菜皇冠"的西蓝花，由于营养丰富、口感鲜嫩，被《时代周刊》杂志推荐为十大健康食品之一，在其中排名第四。西蓝花最显著的功效就是防癌抗癌了，尤其是在防治胃癌、乳腺癌方面效果尤佳。

西蓝花中的营养成分不仅含量高，而且十分全面，主要包括蛋白质、糖类、脂肪、矿物质、维生素C和胡萝卜素等。每100g新鲜西蓝花的花球中，含蛋白质3.5～4.5g，是菜花的3倍、番茄的4倍。西蓝花中矿物质成分也很全面，钙、磷、铁、钾、锌、锰等含量都很高，与同属于十字花科的菜花相比，防癌抗癌的功效非常显著。

除了抗癌外，西蓝花还能帮助我们提高免疫力，因为其维生素C的含量非常高，所以对孩子的身体发育有促进作用，更重要的是，能够增强孩子身体的免疫力，促进肝脏解毒，提高孩子的体质以及预防疾病等。

同时，西蓝花属于高纤维蔬菜，能有效降低肠胃对葡萄糖的吸收，进而降低血糖，可有效控制糖尿病患者的病情。有些人皮肤一旦受到小小的碰撞就会有淤青，这是因为体内缺乏维生素K的缘故。补充维生素K的最佳途径就是多吃西蓝花。大家可以看到，它的防病价值是相当高的。

所以，孩子常吃西蓝花可以促进生长，维持牙齿及骨骼正常，保护视力，提高记忆力，增强免疫力，从而能有效预防感冒和维生素C缺乏症的发生。一般在孩子添加了辅食一两个月以后，就可以把西蓝花压成泥状给孩子吃。不过，西蓝花是比较容易使人胀气的蔬菜，可能成年人感觉不太明显，但是消化功能不好的孩子如果多吃，肠胃就可能会受罪。尤其是1岁前的孩子，最好不要多吃。

西蓝花不仅营养丰富，而且柔嫩，纤维少，水分多，脆嫩爽口，无论凉拌、热炒，还是做汤，味道都很鲜美。吃西蓝花的最佳季节是秋天，因为这时候的西蓝花花茎中营养含量最高。但是，西蓝花虽然营养丰富，却常常有残留的农药，还容易生菜虫，所以在吃之前，可以放在盐水里浸泡几分钟，菜虫就跑出来了，还有助于去除残留农药。

一般来说，西蓝花豆酥鳕鱼、奶油西蓝花汤、蟹肉西蓝花、西蓝花浓汤、西蓝花拌木耳、西蓝花炒虾球、蛋黄西蓝花粥等，都是不错的食用方法。如果孩子不喜欢西蓝花的味道，我们还可以把不同蔬菜混在一起，比如，西蓝花、卷心菜，再加上一些萝卜等。同时，摄入不同十字花科的蔬菜，更有利于营养元素的吸收。

如果孩子对蔬菜里的苦味比较敏感，在烹饪过程中，可以试着加入酱油、柠檬汁或醋之类的调味品，或出锅前淋上少许蜂蜜、糖浆或果酱，调料的味道稍重一些可以掩盖掉孩子不喜欢的苦味。此外，还可以在烹饪过程中多加大蒜和香料。大蒜中富含有益心脏的活性成分，香料中则含有大量的抗氧化剂，同时，香料还能减少蔬菜中抗氧化剂的流失。

但是，西蓝花的烹饪时间不宜太长，否则，容易失去脆感，做出的菜品营养也会大打折扣；西蓝花焯水后，应该放入凉开水内过凉，捞出沥水备用，烧煮和加盐时间也不宜过长，这样才不致丧失和破坏营养成分。

营养食谱——西蓝花炒虾仁

虾仁营养丰富，肉质松软，易消化，对于身体虚弱的成年人以及孩子来说是极好的食物；西蓝花可以健脑壮骨、补脾和胃。这道菜对肾阳不足、体质虚弱的孩子有很好的食疗功效。

【原料】虾仁100g，西蓝花100g，植物油10g，盐3g。

【做法】

1. 西蓝花去粗茎，分成小朵，切成恰可入口的大小；在沸水中添加少许盐，放进西蓝花氽烫，再用冷水过一下，捞出沥水。

2. 将植物油放进平底锅中，放入虾仁，用中火拌炒；放入西蓝花，用大火迅速爆炒，再添加盐调味即可。

胡萝卜，帮孩子抵抗传染病

说起胡萝卜，有"小人参"之称的它，营养价值和药效可是值得一提的。中医认为，胡萝卜可以补中气、健胃消食、壮元阳、安五脏，对治疗消化不良、久痢、咳嗽、夜盲症等有较好的疗效。

胡萝卜的营养很丰富，这是众所周知的，其中最重要的应该是胡萝卜素了。每100g鲜胡萝卜含1.67~12.1mg胡萝卜素，含量超出番茄中胡萝卜素含量的5~7倍，比白萝卜及其他各种蔬菜胡萝卜素含量高出30~40倍。胡萝卜素进入人体后，能在酶的作用下，转化为丰富的维生素A，然后被身体吸收利用。

维生素A具有促进机体正常生长与发育、保护上皮组织、防止呼吸道感染与保持视力正常、治疗夜盲症和干眼症等功能。由胡萝卜素转化的天然维生素A，发挥的作用大大胜过人工合成的药物。

与成年人相比，孩子生长需要更多的维生素A原，即在体内可转换成维生素A的胡萝卜素。胡萝卜素具有保护孩子呼吸道免受感染、促进视力发育的功效，缺乏维生素A的孩子，容易出现呼吸道感染，还容易患干眼症，夜盲症，生长发育迟缓，骨髓、牙齿生长不良等。所以，有保护眼睛、促进生长发育、抵抗传染病功效的维生素A，是孩子不可缺少的维生素。

胡萝卜中的木质素和胡萝卜素还有助于增强机体的免疫力，起到间接消灭癌细胞的作用。尤其是对于孩子们来说，如果平时经常吃胡萝卜，还能帮助孩子快速成长。

需要提醒大家的是，胡萝卜中的主要营养素是β胡萝卜素，存在于胡萝卜的细胞壁中，而细胞壁是由纤维素构成的，人体无法直接消化，唯有通过切碎、煮熟及咀嚼等方式，使其细胞壁破碎，β胡萝卜素才能释放出来，被人体真正消化吸收利用。完好保持β胡萝卜素等营养成分，与我们的食用和烹调方法有着极大的关系。

由于胡萝卜素属于脂溶性物质，要把胡萝卜的保健功效发挥到极致，我们就需要熟吃胡萝卜，并且在烹饪时让它接触到油脂，才能达到这样的效果。而生吃则会浪费营养，更不建议榨汁喝，这样会浪费有益健康的膳食纤维。

另外，由于胡萝卜比较硬，对于2岁以内的孩子，可以把胡萝卜洗干净后，去皮及中间的硬心，切成小块，加适量的水煮烂，用汤匙压成泥状，加少许糖或盐，调入奶糕或米糊中同食。还可以将新鲜胡萝卜洗干净，用榨汁机打成泥状给孩子吃。

可能有的妈妈会觉得，既然胡萝卜营养丰富，那就给孩子多吃点胡萝卜。但是，胡萝卜吃得过多，孩子会患胡萝卜素性黄皮病。因为胡萝卜里含有大量的胡萝卜素，如果在短时间内吃了大量的胡萝卜，那么摄入的胡萝卜素就会过多，肝脏来不及将其转化成维生素A，多余的胡萝卜素就会随着血液流到全身各处，这时，孩子可能出现皮肤黄染的症状，还可能出现恶心、呕吐、食欲减退、全身乏力等症状。不过，如果孩子真的出现胡萝卜素性黄皮病，妈妈也不必太过紧张。只要停止吃胡萝卜几天，孩子皮肤黄染的症状就会消失。

营养食谱——胡萝卜虾皮蛋饼

这道胡萝卜虾皮蛋饼，色金黄，味鲜香，质软嫩，鲜味浓郁，好吃又补钙，深受孩子的喜爱。

【原料】面粉100g，土鸡蛋1个，胡萝卜1根，卷心菜、温开水、植物油各适量，淡虾皮1茶匙。

【做法】

1. 胡萝卜擦丝，如果是年龄小的孩子食用，可以用研磨器把胡萝卜磨成泥。虾皮洗净切碎，卷心菜洗净切成丝，打入土鸡蛋。

2. 倒入面粉及温开水，搅拌成面糊。然后，把所有切好的原料放进面糊里一起拌匀。

3. 平底锅烧热涂一层植物油，将面糊一点点倒进去，大小随意，两面煎至呈金黄色即可出锅。

4. 为了防止孩子摄入过多油脂，可以用吸油纸吸去多余的油脂。

南瓜，好吃营养又增强免疫力

在很多人的概念里，南瓜似乎只会在南瓜粥中出现。这是一件很可惜的事，因为南瓜不仅有较高的食用价值，而且有着不可忽视的药用价值。

现代营养学认为，南瓜含有淀粉、维生素B$_1$、维生素B$_2$、维生素C、维生素E、纤维素、蛋白质、胡萝卜素、维生素A、矿物质（钾、磷、钙、铁、锌、镁、硒等）等，营养很丰富也很全面。

中医认为，南瓜性温，味甘无毒，入脾、胃二经，有润肺益气，化痰排脓，驱虫解毒，治疗肺痈便秘，滋润毛囊壁、美容抗痘等功效。西医也认为南瓜含有很多提高免疫蛋白活性、加强免疫蛋白代谢不可缺少的重要营养素，所以食疗价值很高。

孩子可以多吃一些南瓜，因为南瓜中含有丰富的锌，参与人体内核酸、蛋白质合成，是肾上腺皮质激素的固有成分，是人体生长发育的重要物质，可以促进孩子的生长发育，对孩子的骨骼和大脑发育都有好处。

除了有助于孩子的生长发育，南瓜还能提高孩子的免疫力。因为南瓜含有丰富的维生素A、维生素E，可改善机体免疫力，对增强体质大有好处。南瓜所含的胡萝卜素，可由人体吸收后转化为维生素A。另外，南瓜所含的胡萝卜素，能帮助各种垂体激素正常分泌，使孩子的生长发育维持在一个非常健康的状态。

南瓜含有丰富的糖分，比较容易消化吸收。对于断奶阶段的孩子，把南瓜添加到辅食中，其中含有的大量营养物质非常有利于孩子的成长。

南瓜的做法很多，可以用来榨汁、水煮、蒸食、炒食、油炸……大家可以自由地选择吃法。不过，南瓜的吃法也是有讲究的。南瓜由于含维生素C分解酶，所以不宜跟富含维生素C的蔬菜、水果如番茄、菠菜、油菜、辣椒、小白菜、花菜等同时吃。另外，醋、鲤鱼、螃蟹、虾等，也都不适合跟南瓜一起吃。

跟红薯一样，在黄绿色蔬菜中，南瓜属于非常容易保存的一种，完整的南瓜放入冰箱里一般可以存放2～3个月，所以在过去蔬菜紧缺的冬天，人们习惯把南瓜作为重要的维生素来源储藏起来。不过，南瓜切开后再保存，容易从心部变质，所以最好用汤匙把内部掏空再用保鲜膜包好，这样放入冰箱冷藏可以存放5～6天。而且，南瓜的皮含有丰富的胡萝卜素和维生素，所以最好连皮一起食用。在烹调的时候，南瓜心含有相当于果肉5倍的胡萝卜素，所以也尽量不要丢掉瓜心。

但是，跟胡萝卜一样，南瓜吃太多了也不是好事，孩子有可能会变"黄皮"孩子。因为南瓜含有丰富的胡萝卜素，当小朋友吃了太多的南瓜，摄取过量的胡萝卜素时，胡萝卜素会沉积在表皮的角质层中，因此，像鼻子、人中、前额、手掌、脚掌、眼睛周围、指甲旁、关节周围，或身体表皮皱褶多的地方，皮肤会转变成柠檬黄般的颜色，也就是胡萝卜素性黄皮病。一般来说，给孩子吃南瓜，每天不要超过一顿主食的量。

此外，由于南瓜属于温性食物，过多食用也不利于消化。因此，如果孩子有腹泻、腹胀的症状，暂时不要吃南瓜，否则，可能会加重孩子身体的不适。

营养食谱——黑米南瓜粥

黑米和南瓜都含有大量的维生素和矿物质，而且黑米中含有大量的铁，可以增加人类的造血量，而南瓜中胡萝卜素和多种植物纤维的含量都很高，它们一起煮粥后，营养会相互结合，有利于人体吸收。

【原料】南瓜200g，黑米150g，大枣60g。

【做法】

1. 南瓜洗净去柄，切开，取出种子，切片。

2. 黑米、大枣洗净，一起放入锅内，加水1000mL。

3. 先用猛火煮沸，后加入南瓜片，改用小火，煮至米烂即可。

红薯，增强孩子皮肤的免疫力

虽然红薯、紫薯等薯类食物长得土里土气、貌不惊人，但营养十分丰富、均衡。每100g可食用红薯，含热量498kJ、糖类27.7g、膳食纤维1.1g、钙44mg、铁0.7mg、磷20mg、钾5.3mg、钠15.4mg、铜0.18mg、镁12mg、锌0.14mg、维生素B_1 0.12mg、维生素B_2 0.04mg、维生素B_6 0.28mg、维生素E 1.6mg、泛酸0.06mg、烟酸0.5mg、维生素C 30mg、胡萝卜素0.21mg，而且不含胆固醇。这意味着它营养非常丰富，热量却比较低，不容易让人发胖。

以上这些数据，我们可以换一个说法：一个中等大小的红薯，就能满足人体每日对维生素C需求量的37%，对维生素B_6需求量的16%，对钾需求量的15%，同时，它还含有大量的膳食纤维。红薯含有大量的维生素C和胡萝卜素，这种强效的营养元素组合能提升免疫功能。

红薯中还含有丰富的赖氨酸，可促使上皮细胞正常成熟，消除有致癌作用的氧自由基，阻止致癌物与细胞核中的蛋白质结合，促进人体免疫力的增强。而且，红薯含有一种特殊性能的维生素C和维生素E，虽然很多蔬菜、水果中都会有这两种维生素，但是，我们知道维生素在高温下是非常容易被破坏的，而红薯中所含的维生素C和维生素E，具有在高温条件下也不被破坏的特殊性能。所以，就能充分被人体吸收，发挥其免疫功效。

对孩子来说，红薯还能增强孩子皮肤的免疫力。我们的皮肤是人体免疫系统重要的部分，是人体抵抗细菌、病毒及其他病原微生物等侵害的第一道屏障。而维生素A，在皮肤抵抗侵害过程中起重要作用。所以，补充维生素A就能增强孩子的皮肤免疫力。获取维生素A的最好来源，便是从含胡萝卜素的食物中摄取，然后机体将这种胡萝卜素转化为维生素A。除了胡萝卜外，红薯也是富含胡萝卜素且热量低的食物。而且它味道香甜，容易唤醒孩子的食欲。

不过，红薯虽然营养价值较高，但是不能长时间当成主食吃，尤其是肠胃功能不大好、消化不良的孩子，应该少吃红薯。因为红薯的糖分多，假如身体一时吸收不完，剩余部分停留在肠道里容易发酵，让腹部不适。

而且，由于红薯本身缺少蛋白质和脂质，最好是搭配富含蛋白质的食物以及绿色蔬菜一起吃。最适合吃红薯的时间是中午，这样有一个下午的消化吸收时间，有利于红薯中的钙质在下午阳光正好时被转化吸收，还不会影响晚餐食物里钙的消化。

孩子大便干燥的时候，我们可以把红薯熬成粥喂孩子，喂的时候把红薯捣烂，并等到温度适中，孩子进食后有助于促进胃肠道蠕动，很快就可以通便。但要注意，正在拉肚子的孩子不能吃红薯。而且，红薯本身不容易被消化，容易引起胀气，所以孩子每次吃红薯的量不宜多，也不要在太凉或太热时吃。不管怎样烹饪红薯，一定要烹熟才行，因为红薯中淀粉的细胞膜不经高温破坏是很难被消化的。

另外，虽然红薯可以存放很久，但是和任何其他蔬果一样，我们最好还是吃新鲜的，尤其是已经产生黑斑的红薯，千万不能吃。因为误食患有甘薯黑斑病的红薯，容易引起中毒，会出现发热、恶心、呕吐、腹泻等一系列中毒症状，甚至可导致死亡。此外，红薯最好也不要跟番茄一起吃，因为红薯的主要成分是淀粉，进食后会产生大量果酸，如果与番茄一起吃，果酸可能与番茄的鞣酸、果胶起凝聚作用，形成胃结石。严重时可使肠胃出血或造成胃溃疡。假如吃了比较多的红薯，至少要过5小时才能吃番茄。

营养食谱——红薯粥

红薯味道香甜，容易引起孩子的食欲。红薯粥润肺利尿，养胃去积，营养丰富，对促进孩子的生长发育和增强免疫力都有帮助。

【原料】红薯150g，白糖、粳米各适量。

【做法】

1.将红薯洗净，连皮切成小块。

2.粳米淘洗干净，用冷水浸泡半小时，捞出沥水。

3.将红薯块和粳米一同放入锅内，加入约1000mL冷水煮至粥稠，依个人口味酌量加入白糖，再煮沸即可。

燕麦，既能增强免疫力又能提高注意力

作为谷物中最好的全价营养食品，燕麦的赖氨酸含量是大米和小麦面的两倍以上。相信越来越多的人已经意识到了，吃燕麦食品对健康大有好处。那么，燕麦对我们到底有哪些益处呢？

燕麦可以增强孩子身体的免疫力。燕麦和大麦都含有β-葡聚糖，这种纤维素有抗菌和抗氧化的作用。此外，燕麦还含有丰富的膳食纤维，它会与体内重金属和食物中有害代谢物结合，使其排出体外，对增强免疫力大有好处。所以，吃燕麦和大麦，可以增强免疫力，加速伤口愈合。

而且，燕麦里所含的不溶性膳食纤维具有刺激胃肠道蠕动、促进排便的作用，可以帮助便秘的孩子缓解便秘症状。燕麦中B族维生素的含量居各种谷类之首，尤其富含维生素B_1，它能够提高孩子的注意力。

此外，燕麦含有钙、磷、铁、锌等矿物质，有预防骨质疏松、促进伤口愈合、防止贫血的功效，是补钙佳品。燕麦再配些水果和脱脂牛奶，将会是理想的早餐或夜宵。所以，强烈建议大家每一天的早餐，从一杯燕麦片或者一碗燕麦粥开始。

很多人吃燕麦喜欢买速溶的，直接用热水冲着吃。年轻人早上没有时间，我可以理解，但还是建议大家买那种散装的、没有经过任何加工的燕麦片，然后用火熬，熬出来的燕麦粥，味道相当不错。这里我向大家推荐两款燕麦粥。

最常见的吃法要数牛奶燕麦粥了，它的做法也很简单，大家需要在小锅中加入一杯约120mL的水和20g燕麦片，当然，大家可以根据这个比例增减分量，煮开后，打入一个鸡蛋，并将鸡蛋搅碎，待鸡蛋煮熟后关火，然后冲入100mL鲜牛奶，加入少许糖调味，就可以饮用了。

另一款是蔬菜燕麦粥。原材料是燕麦片少许，鸡蛋一个，绿叶蔬菜碎末（白菜、菠菜、生菜等都可以）、盐、胡椒粉和香油各适量。先把一碗冷水烧开，水开后放入燕麦片，不停地搅拌，直到燕麦片逐渐黏稠。然后，将蛋液缓缓倒入，顺时针方向搅拌。粥再次开的时候，放入绿叶蔬菜碎末，继续搅拌。再放入盐、胡椒粉和几滴香油调味，建议不要放味精。略煮一下，等到所有材料煮熟就可以关火了。

但是，大家需要注意的是，膳食纤维也并非"多多益善"，燕麦片也不是吃得越多越好。过量摄入可能会造成腹胀、消化不良，也可能影响钙、铁、锌等元素的吸收，还可能降低蛋白质的消化吸收率。特别是胃肠道功能比较弱的孩子，更应该注意。每天早餐吃一点儿，坚持下去就足够了。

由于燕麦里含的粗纤维比较多，不容易消化，因此，不要在一开始添加辅食的时候，就给孩子添加燕麦。最好等孩子有了咀嚼能力后，再给孩子食用。如果是3岁以内的孩子吃燕麦，可以泡久一点儿再食用，或者煮成糊状的粥再食用，这样比较利于孩子吞咽。由于孩子的肠胃功能还没有发育完善，所以不管是煮燕麦粥，还是用燕麦打浆，都不建议加盐和糖。要等到孩子1岁以后，才可以放入少量的盐。

另外，燕麦能够引起部分人群过敏，因此，过敏体质的孩子在吃燕麦的时候，建议从少量开始添加，并且父母要注意观察孩子是否有过敏反应。

营养食谱——蔬菜燕麦粥

蔬菜中含有丰富的维生素和矿物质，燕麦中含有极其丰富的亚油酸。这道粥色泽鲜艳，让人食欲大增，而且养胃，对治疗孩子便秘有辅助疗效，对于消化不良的孩子也有化积的作用。

【原料】大米30g，燕麦片20～30g，清水适量（做成粥或稀饭都可以），玉米粒、豌豆粒、胡萝卜粒、土豆丁、西蓝花各适量（根据自己的需要和口味来放蔬菜就行，种类和多少都随意）。

【做法】

1. 取小锅，放入淘洗干净的大米，再注入清水，大火煮开。

2. 将所有的蔬菜洗净，西蓝花切成丁备用。

3. 粥煮到米粒开花就可以了，这时放入蔬菜丁和燕麦片

（不易煮熟的蔬菜可以先放），煮熟即可关火。

4. 喝的时候可加入一点儿盐调味，也可以什么都不加。

番茄，蔬果两用的抗氧化佳品

既可以当作蔬菜也可以当作水果的番茄，是很多人都喜欢吃的。它不仅清爽可口，而且营养丰富。简单来说，如果每天吃50～100g的番茄，基本上就可以满足人体每日对维生素和矿物质的需求量。

如果孩子总是感冒，需要增强免疫力，番茄也是极好的选择。番茄有助于增强免疫力，主要得益于番茄红素，这种有"植物黄金"美称的物质，是自然界中最强的抗氧化剂，它的抗氧化作用是胡萝卜素的2倍。在增强人体的免疫力方面，番茄红素比维生素E高100倍，它还具有极强的清除人体自由基的作用，因而能够促进细胞的生长和再生，起到延缓衰老的作用，同时，也有预防癌症的作用。

不过，超市里有很多不同种类的番茄，它们所含的营养是不大一样的。番茄红素在番茄中的含量，随品种和成熟度的不同而异。一般来说，红色番茄的番茄红素含量约是黄色番茄的10倍；橙色番茄中番茄红素含量少，但胡萝卜素含量高一些；粉红色番茄含少量番茄红素，胡萝卜素含量也很少；樱桃番茄含糖量高于大番茄，适合当作水果，热量也略高一些。如果你想增强孩子的免疫力，就需要补充番茄红素、胡萝卜素等抗氧化成分，那就应该选颜色深红的或是橙色的番茄。

　　至于番茄是生吃还是熟吃，要看你的需要了。大家如果想摄取足量的维生素C，可以在夏天生吃番茄；而熟吃番茄，更多的是获取其中的番茄红素。由于维生素C相对更容易获得，所以建议大家还是把番茄做熟了吃，这样增强免疫力的效果会更强。

　　尤其是孩子，更建议他们吃做熟了的番茄。番茄红素是脂溶性色素，生食时，番茄红素的吸收率很低，而且番茄红素存在于细胞的有色体中，需要破碎细胞壁才能够被释放出来，生食往往达不到充分破壁的效果。另外，番茄中含有较多的有机酸，对维生素C能起到很好的保护作用，不论是炒还是煮，营养损失都很小，但需要注意的是，烹调番茄时，不要久煮或久炖，否则，会造成营养素严重损失。

　　对于6个月到1岁的孩子，他们刚刚尝试吃辅食，所以对食物的要求是细、软、烂，建议妈妈最好在孩子7个月以后尝试喂他吃蒸熟捣成浆的番茄。孩子9个月的时候，可以尝试喂他喝混合了其他蔬菜的番茄汤。但需要注意的是，番茄皮不好消化，1岁以前，不要让孩子吃番茄皮。

　　另外，我们不能吃没有成熟的番茄。那种带青色的番茄中含有特殊的有毒物质，这种特殊的毒素叫番茄碱，微量的番茄碱对人体的影响不是很大，但是，如果食用过多，就会导致中毒，严重的还会危及生命。

营养食谱——番茄鸡蛋片

这道菜色泽艳丽，味道鲜美，营养丰富，鸡蛋蒸成膏状非常易于孩子消化吸收，而且番茄独有的酸味会使孩子胃口大开。

【原料】番茄50g，鸡蛋2个，盐、水淀粉、植物油、核桃油各适量。

【做法】

1. 将鸡蛋打入器皿中，打散后加入少许水淀粉拌匀，然后倒入小盆中。

2. 把蛋液上火蒸成鸡蛋糕后取出，切成片状，待用。

3. 番茄洗净，切成小块，待用。

4. 取炒锅放在炉上，放入植物油烧热后，放入番茄块煸炒片刻，再放入蛋片。

5. 加入盐，翻炒片刻后加水淀粉，淋入核桃油即可。

洋葱，强身健体的"菜中皇后"

洋葱的营养成分十分丰富，这是很多妈妈都知道的。它在欧美国家被誉为"菜中皇后"，到处都能见到它的身影。洋葱之所以能获得这种美誉，当然是因为它丰富的营养价值和卓越的健康功效。

根据营养学家的测定，每100g洋葱中含蛋白质1.4g，脂肪0.2g，糖类6.1g，粗纤维0.9g，无机物0.5g，钾147mg，钙24mg，磷39mg，铁0.8mg，锌0.23mg，钠4.4mg，镁15mg，锰0.14mg，铜0.05mg，硒0.92μg，胡萝卜素0.02mg，维生素C 5mg，维生素B_1 0.03mg，维生素B_2 0.03mg，烟酸0.3mg，热能1356kJ。除了这些营养素外，洋葱中还有两种特殊的营养物质——槲皮素和前列腺素A。这两种特殊营养物质，让洋葱具有很多其他食物不可替代的健康功效，也赋予了它提高免疫力的功效。

洋葱是目前我们所知的唯一含前列腺素A的蔬菜。而且，洋葱富含硒和槲皮素。硒是一种抗氧化剂，能刺激人体免疫反应，从而抑制癌细胞的分裂和生长，同时，还可以降低致癌物的毒性。而槲皮素则能抑制癌细胞的活性，阻止癌细胞的生长。这些重要的营养成分能够帮助我们保护身体，免受癌症以及其他疾病的困扰。

而且，洋葱中还含有大量的天然抗生素，具有很强的杀菌能力，对金黄色葡萄球菌、链球菌、白喉杆菌、痢疾杆菌、结核杆菌、大肠杆菌等都有杀灭和抑制作用。这种物质经呼吸道、泌尿道、汗腺排出时，能刺激这些位置，所以又有祛痰、利尿、发汗以及抑菌防腐等作用。不过，如果想杀菌，生洋葱比熟洋葱的效果好。所以，如果能每天吃半个生洋葱，不仅能预防蛀牙，还有助于降低胆固醇、预防心脏病及提高免疫力。

市面上常见的洋葱根据皮色，可以分为白皮、黄皮和紫皮三种。从营养价值的角度评估，紫皮洋葱的营养更高一些。这是因为紫皮洋葱相对于其他两个品种的洋葱味道更辛辣，这就意味着其含有更多的蒜素。此外，紫皮洋葱的紫皮部分含有更多的槲皮素。

因为洋葱炒焦一点儿，风味会更浓，而生洋葱有一股呛人的味道，所以自然是熟的更好吃一些。可是，正是那些味道呛人的物质具有抗癌等保健功能。如果想更多地从洋葱中摄取营养元素，生吃或拌沙拉是最好的办法。在吃牛羊肉等味重油腻的食物时，搭配生洋葱，还能起到解腻的作用。

但是，洋葱并不是最适合孩子的第一道辅食。通常孩子会在6个月后的某个时间添加辅食。等到孩子已经能够很舒服地消化最初的几道辅食后，我们可以试着把烹熟的洋葱与其他孩子已经适应的辅食混合，然后喂给孩子吃。这个时间，大约在孩子出生的第7~8个月。刚开始少量添加一点儿，父母要留意洋葱是否能被孩子接受。如果一切看起来都很正常，那么，就可以开始增加洋葱的量。

一些孩子吃了生洋葱后容易胀气，而烹熟的洋葱相对于生洋葱来说，导致孩子胀气的情况相对少一些。因此，建议孩子至少在1岁以后，再开始吃生洋葱，在1岁以前，只吃烹熟的洋葱。

如果你担心孩子的肠胃比较敏感，可以等孩子大一些再添加洋葱。但要记住，洋葱绝对不是孩子食谱中的禁忌食品，世界各地的孩子都从小就开始吃洋葱，并且没有什么不良反应。但是，洋葱的味道不是每个孩子都能接受的，妈妈在制作洋葱时，可尽量制成蔬菜沙拉，或者在汉堡里夹上一些生洋葱丝。通常情况下，白色的洋葱味道要甜一些，孩子更喜欢。我们可以先给孩子吃一些白色的洋葱，然后再慢慢换成紫色的。

营养食谱——洋葱土豆饼

对于不太习惯洋葱辛辣味道的孩子来说，把它和土豆混合在一起做成口感香糯的饼来吃，是很好的选择，而且营养也很丰富。

【原料】洋葱100g，土豆200g，鸡蛋1个，火腿、植物油、盐、胡椒粉、面包糠各适量。

【做法】

1. 土豆洗净、去皮，切成片，上锅蒸熟。

2. 洋葱洗净，切成末；火腿切成末；鸡蛋打散，备用。

3. 锅中倒入植物油，煸香洋葱末，下入火腿末翻炒，加入胡椒粉、盐。

4. 蒸好的土豆片压泥，加入盐、胡椒粉。

5. 将土豆泥与洋葱、火腿末混合拌匀，揉搓成球形，沾满鸡蛋液，裹上面包糠，压成饼状。

6. 把压成饼状的土豆泥放入不粘锅中，中火煎成金黄色即可。

海苔，给孩子的优质零食

很多小朋友都喜欢吃海苔，可是身为父母的你，对海苔有多少了解呢？有一个妈妈曾经问我，说自己家孩子现在1岁半了，很喜欢吃海苔，差不多吃了半年了。现在婆婆来了，看到孩子在吃海苔，就不让她给孩子吃了，还责怪她，说孩子吃海苔容易出现骨质疏松。她觉得不能理解，海苔含钙和碘，怎么会让孩子骨质疏松呢？孩子再去吃自己喜欢的海苔时，婆婆就会从他手中要走，孩子哭得特别伤心。她也觉得很委屈，孩子到底能不能吃海苔呢？

其实，孩子满半岁后就可以吃紫菜和海苔了。海苔的前身就是紫菜。紫菜烤熟后质地脆嫩，入口即化，特别是经过调味处理后，添加了油脂、盐和其他调料，就摇身变成了美味的"海苔"，吃起来很方便，营养保健作用也相当好。

大家应该能注意到，在日本和韩国，紫菜一直都是餐桌上的常见菜。不论是紫菜饭团，还是紫菜丝泡饭，都相当常见。10年以前，海苔在日本的消费量已达到每年18.5万吨，相当于每人每天食用4.1g。相比之下，中国人吃海苔的数量就少得多了，很多人一年到头也不吃一片。假如能够适当吃一点儿，对健康就会更有益处。尤其是喜欢吃零食的人，可以放心多吃一些海苔，它热量很低，纤维含量却很高，几乎不会让人发胖，营养也很丰富，是理想的零食。

海苔浓缩了紫菜中的各种B族维生素，特别是维生素B_2和烟酸的含量十分丰富，还有不少维生素A和维生素E，以及少量的维生素C。海苔中含有15%左右的矿物质，其中有维持正常生理功能所必需的钾、钙、镁、磷、铁、锌、铜、锰等，其中硒和碘尤其丰富，这些矿物质可以帮助人体维持机体的酸碱平衡，有利于儿童的生长发育，所以，对孩子的健康是很有益处的。

不仅如此，海苔在增强免疫力方面的作用也可圈可点。早在20

世纪90年代，研究人员就发现，海苔可杀死癌细胞，增强免疫力。海苔中所含的藻胆蛋白具有降血糖、抗肿瘤的作用，其中多糖具有抗衰老、降血脂、抗肿瘤等多方面的生物活性。海苔中所含的藻朊酸，还有助于清除人体内带毒性的金属，如锶和镉等，能有效预防神经老化，调节机体的新陈代谢。此外，海苔能预防和治疗消化性溃疡，对肠胃功能也有好处。

中医认为，紫菜味甘、咸，性寒，能清热、化痰、利尿，夏天多吃紫菜有消暑热、补身体的作用，因此，结核病患者、脚气病患者、肺热病患者适合多吃海苔。尽管海苔的营养价值很高，保健效果也不错，可是脾胃虚寒、容易腹胀的人就不宜多吃。

海苔毕竟是经过加工的食品，含有盐、酱油这些附加调味品，所以盐分比较高。因此，需要控盐的人，比如血压高患者，要适当限制海苔的食用量。而且，海产品中的碘含量也非常丰富，过多的碘可能会诱发甲状腺癌。建议大家在选择海苔做零食的时候，尽量选择低钠、低盐或者选择做紫菜包饭、紫菜汤来摄取营养，减少盐的摄入量。

所以，海苔不是不能吃，而是要适量食用，才会对孩子的健康成长和神经系统发育有好处。我们可以尽量给孩子买一些没有经过调味的海苔，以免孩子摄入太多盐分。而且跟其他任何食物一样，不管多爱吃，都不要过量食用，一次最好不要超过50g。

苹果，适合每天一个的"身体保护者"

大家应该听过一句话，叫"一天一个苹果，疾病不来找我"。苹果真的有这么神奇吗？也许你可以试试。虽然不能保证疾病不来找，但它真的可以让我们的免疫力更强，少进医院。

这是因为苹果的营养价值很高，含有多种维生素。苹果中含有15％的糖类及果胶，维生素A、维生素C、维生素E及钾和抗氧化剂等含量也很丰富。显而易见，苹果能够提高我们的免疫力，所以吃较多苹果的人，远比不吃或少吃苹果的人感冒的概率要低。因此，很多科学家和医生把苹果称为"全方位的健康水果"，或者称它为"全科医生"。

苹果里所含的多酚及黄酮类天然化学抗氧化物质，可以及时清除体内的代谢"垃圾"，降低血液中的中性脂肪含量，而中性脂肪是造成血管硬化的罪魁祸首，因此常吃苹果对预防心脑血管疾病尤为重要。

更重要的是，苹果中的这种多酚，能够抑制癌细胞的增殖。而黄酮类物质是一种高效抗氧化剂，它不但是最好的血管清理剂，而且是癌症的克星。如果人们多吃苹果，患肺癌的概率能降低46%，得其他癌症的概率也能降低20%。此外，苹果中的原花青素能预防结肠癌。

除了多酚及黄酮类能够抗氧化外，苹果里含有的槲皮素也有同样的作用。而且和其他蔬菜水果相比，苹果里的槲皮素是最好的，而红苹果又比黄苹果和绿苹果好。所以，对于阿尔茨海默病和帕金森综合征患者来说，苹果是非常好的食物。

对于想减肥瘦身的人来说，苹果也是极好的选择。与其他水果相比，苹果可提供的脂肪可忽略不计，它几乎不含蛋白质，提供的热量很少，平均100g只有0.25kJ。而且它含有丰富的苹果酸，能使积蓄在体内的脂肪有效分散，从而防止体态过胖。

而且，现在空气污染比较严重，多吃苹果可以改善呼吸系统和肺功能，保护肺部免受空气中的灰尘和烟尘的影响，所以生活在雾霾下的我们，更应该多吃一些苹果。

由于苹果性平，所以大多数人都可以吃，特别是婴幼儿和中老年人。孩子吃苹果不仅能够增强免疫力，而且可以更聪明。因为苹果里富含锌，锌是人体中许多重要酶的组成成分，是促进生长发育的重要元素，尤其是构成与记忆力息息相关的核酸及蛋白质不可缺少的元素，所以常吃苹果可以增强记忆力，健脑益智。

除此以外，苹果中的纤维、果胶、抗氧化物等，能降低体内胆固醇的含量，所以每天吃一两个苹果不容易得心脏病。苹果还含硼，硼是一种有助于保持骨密度和保护心脏的矿物质，对孩子的骨骼和心脏都很有好处。

至于怎样吃苹果，也是有讲究的。中医认为，上午是脾胃活动最旺盛的时候，这时吃苹果效果最好。吃苹果时要细嚼慢咽，这样不仅有利于消化，更重要的是对减少人体疾病大有好处。但是，尽量不要空腹吃苹果，苹果所含的果酸和胃酸混合后会增加胃的负担；也不要在饭后马上吃苹果，以免影响正常的进食和消化。

此外，苹果不要与萝卜一起吃，否则，容易产生诱发甲状腺肿大的物质；苹果也不要与牛奶一起吃，果酸与牛奶中的蛋白质反应会生成钙沉淀，引起结石；苹果还不能与干贝一起吃，否则，可能引起腹痛。

对于婴幼儿来说，苹果是常见的辅食。不过，随着孩子月龄的增长，不同时期的孩子吃苹果的方法也不一样。

4个月左右的孩子可以喝一点儿苹果汁；6个月后的孩子，可以尝试吃苹果泥；8~9个月后的孩子，可以把苹果切成小长条让他一根一根抓着吃；孩子1岁后，吃苹果的方式与大人没什么差别，只是要注意给孩子吃苹果时，一定要把苹果核去除干净，避免被呛到或误食。

要想给孩子吃苹果泥，妈妈们可以这么做：取半个苹果，直接用小汤匙轻轻刮成泥状，给孩子喂食；还可以取一个苹果切成小块，放入榨汁机搅拌成泥状。不过，果泥容易变质，不宜久放；还可以把苹果煮熟后，用汤匙压成泥给孩子喂食；妈妈们也可以直接购买苹果泥成品给孩子吃，但要注意检查构成成分，最好是选择婴儿食品系列中的苹果泥，否则，可能添加的糖分太多。

虽然苹果香甜可口，孩子们大都喜欢吃。但是，如果坚持非要让孩子每天必须吃一个苹果，很容易导致孩子出现厌倦情绪。要想让孩子不排斥吃苹果，我们要记得，任何时候都不要强迫孩子只吃它。因此，可以给孩子提供种类繁多的水果供他们选择，并且想办法把苹果做成各种花样，比如，苹果麦片粥、苹果米粉泥、拔丝苹果等，让孩子自己乐于吃，这样效果才会比较好。

营养食谱——苹果派

苹果派制作方便，所需的原料价格便宜，是我们生活中常见的一种甜点。它酸甜可口，既简单方便，又有营养，很多孩子都喜欢吃。

【原料】派皮：低筋面粉75g，高筋面粉75g，黄油110g，冷水75g，盐适量。

馅料：苹果450g，黄油20g，白砂糖50g，盐、柠檬汁、肉桂粉各适量。

其他：全蛋液、面包糠各适量。

【做法】

派皮做法：

1. 将盐放在冷水中溶解。黄油从冰箱中取出，无须回温，切成边长2.5cm左右的方块，放入面粉中（低筋面粉、高筋面粉），使其表面沾满面粉。

2. 加入盐水混匀后团成团，放入冰箱松弛1小时以上。

3. 将冷藏后的面团取出，擀成长方形，自两边各1/4处向中间折，然后对折，完成4折为1次。注意保持派皮低温，擀制和折叠时，可使用极少量的面粉，用量过多，会影响成品的口感。

4. 如此再进行1次，将折过2次后的面团放入冰箱冷藏30分钟以上再进行2次。

馅料做法：

1. 将苹果去皮去核后切成小丁。

2. 将苹果丁、黄油、白砂糖和柠檬汁放入锅中熬煮，开始汁液会比较多，慢慢熬至水分变稠收干，苹果丁呈金色半透明状后关火，加入盐、肉桂粉拌匀。如不喜欢肉桂粉，也可以不放。水分越熬越少时，要注意搅拌，免得熬焦。

苹果派做法：

1. 将冷藏后的派皮取出，擀至2毫米厚，再切成16片比4寸（4寸≈13厘米）派盘稍大的面片，放入冰箱冷藏15分钟。

2. 将派皮取出，放在圆形派盘上，按压，使派皮与派盘紧密贴合。

3. 将面包糠撒在派皮上，然后再放上苹果馅。

4. 在苹果馅上再覆盖一层做好形状的派皮，将边缘与下层派皮捏合好，用手按压模具边缘，切去多余的面皮。

5. 在派皮边缘涂上全蛋液，使派皮边缘黏合好。

6. 在派皮表面刷全蛋液，放入预热至200℃的烤箱，中下层，上下火，烤制25分钟左右即可。

猕猴桃，当之无愧的"水果之王"

提起猕猴桃，很多人都会觉得很困惑，它和奇异果是一种东西吗？其实，不管是猕猴桃还是奇异果，也不管是绿心奇异果还是黄心奇异果，我们都可以把它们叫作猕猴桃，把它们当作同一种水果对待。因为它们的营养成分是相似的，只是或多或少的问题。

说猕猴桃是"水果之王"一点也不夸张，它被认为是营养密度最高的蔬果，被营养师称为"营养活力的来源"。每100g猕猴桃含糖14g，蛋白质1.6g，钾320mg，钙56.1mg，铁1.6mg，磷42.2mg，镁19.7mg，同时，还富含胡萝卜素、叶酸、维生素C和维生素E等，尤其是含维生素C高达300mg，是等量柑橘类的好几倍，一个猕猴桃能提供一个成年人每日维生素C需求量的2倍。维生素C有增强免疫力的效果，所以，猕猴桃是可以帮我们提高人体免疫功能的。

猕猴桃含有一种抗肿瘤成分谷胱甘肽，有利于抑制癌变的发生。猕猴桃中含有的多糖类物质具有预防细菌感染的作用。而金黄色的猕猴桃比青绿色的猕猴桃含有更多的维生素C与维生素E，具有缓解感冒的功效。

猕猴桃中还含有相当多的5-羟色胺（血管收缩剂），5-羟色胺对人体有镇静作用。而且猕猴桃中含有丰富的钾，它对神经系统非常有好处，可以帮助我们恢复精神，消除紧张疲劳。另外，猕猴桃中还含有丰富的维生素E，能够调整性腺功能、提高免疫力。除此以外，猕猴桃含有大量的矿物质，特别是高温天气下，对补充人体因体育锻炼造成的电解质损失特别重要。如果夏天孩子在外面玩出了很多汗，我们就可以给他吃点儿猕猴桃。

值得一提的是，猕猴桃含有高达8%的叶酸，有"天然叶酸大户"的美誉。叶酸是一种水溶性B族维生素，对细胞的分裂生长及核酸、氨基酸、蛋白质的合成起着重要的作用，是胎儿生长发育不可缺少的营养素。如果孕前或怀孕初期常吃猕猴桃，有助于防止胎儿各类生育缺陷和先天性心脏病。猕猴桃中还含三种天然的抗氧化维生素：胡萝卜素可以提高人体免疫力，有助于胎儿眼睛的发育；丰富的维生素C、维生素E能够提高身体的免疫力，促进人体对糖分的吸收，让胎儿获得营养。此外，猕猴桃所含的酚类、糖类物质以及矿物质对人体修护细胞膜、活化免疫细胞都有重要作用。所以，准妈妈们在怀孕前或怀孕的前3个月，如果有条件，可以多吃一些猕猴桃。同样，小朋友也可以每天吃一些。

不过，由于叶酸和维生素类遇高温易被分解破坏，所以猕猴桃生吃或者榨汁喝比较好。但是，猕猴桃也不是人人都适合吃的。由于猕猴桃性寒，所以脾胃虚寒的孩子应该慎食。

孩子吃猕猴桃的时候，也要根据不同的年龄来选择不同的吃法。一般来说，孩子喂养到6个月后会开始添加辅食，遵循谷物—蔬菜—水果—肉类食品的顺序来添加。但是，刚开始添加水果时，建议从苹果、香蕉这类不易过敏的水果开始，最好是在孩子8个月后，可以适量添加猕猴桃泥辅食。1岁后，就可以吃整个猕猴桃了。但也不是多多益善，一般来说，每天吃1个就足够了，而且最好间隔一天再吃，不要连续每天都吃。因为吃太多人体也吸收不了，纯属浪费。

需要提醒大家的是，孩子吃猕猴桃，有可能会引起过敏反应。所以，父母给孩子第一次添加猕猴桃的时候，一定要少量，同时，注意添加后是否有过敏反应，比如皮疹、腹泻等。绝大多数孩子的过敏反应都不明显，但是，有些孩子吃猕猴桃过多会引起严重的过敏反应，甚至虚脱。所以，我们可以考虑把猕猴桃压榨成新鲜果汁给孩子喝，这样要比切成片喂给孩子更安全一些。而且，选择成熟度较高的猕猴桃，可以降低发生过敏的概率。

另外，由于猕猴桃有润肠通便的功效，所以孩子在腹泻期间不要吃猕猴桃，否则，会加重腹泻的症状。

一般来说，只要不是空腹吃，任何时间段吃猕猴桃都可以。但晚上还是要减少水果摄入量，因为水果本身含糖量高，太晚吃或是吃得过多容易导致血糖升高。尤其不要跟牛奶一起吃，因为猕猴桃中的维生素C容易与奶制品中的蛋白质凝结成块，不但影响消化吸收，还会使人出现腹胀、腹痛、腹泻，所以食用富含维生素C的猕猴桃后，一定不要马上喝牛奶或吃其他乳制品。而且，猕猴桃最好等到熟透再吃，否则，口感会比较差。如果买回来的猕猴桃比较硬，还比较涩，可以跟苹果放在一起密封在保鲜袋中，几天后就会变软变甜了。

营养食谱——猕猴桃银耳羹

银耳的天然植物性胶质，有很好的滋阴润肺、养胃生津作用，加上猕猴桃丰富的维生素C，可以增强免疫力。

【原料】猕猴桃1个，银耳1朵，莲子10颗，冰糖适量。

【做法】

1. 银耳用清水泡20分钟；莲子浸泡清洗。

2. 用剪刀将泡好的银耳的根部剪掉，并撕成小朵。

3. 锅内放入足量的清水，将银耳倒入，大火煮开后，倒入莲子，中小火熬煮40分钟。

4. 当银耳呈黏黏的胶冻状时，放入冰糖熬化。

5. 关火，将猕猴桃去皮切成小粒倒入，搅匀放凉后即可食用。

酸奶，用乳酸菌强化免疫功能

酸奶之所以能帮助我们增强免疫力，主要是因为其中的乳酸菌。酸奶是由纯牛奶发酵而成的，除了保留鲜牛奶的全部营养成分外，在发酵过程中，乳酸菌还可以产生人体所必需的多种维生素，如维生素 B_1、维生素 B_2、维生素 B_6、维生素 B_{12} 等，这就使得酸奶有了很好的增强人体免疫力的作用。

我们每天吃的食物在肠内被细菌分解后，除了养分外，还会产生有害物质，而这些有害物质又在肠道里被吸收，进而对人体各器官细胞组织造成损害，使免疫力降低，让人感染疾病。我们大肠内生活着数量惊人的细菌，其中有有益菌、有害菌和中性菌。一般来说，年轻人、健康人群肠内的乳酸菌、双歧杆菌和酵母菌等有益菌数量占优势，自然能够给予免疫功能强大的刺激，使其活性化。但是，年纪大了以后，肠内的有益菌会日益减少，没有人能够例外，因为我们也无法避免免疫功能的日益衰弱。所以，为了不让免疫功能过快衰弱，我们需要保持肠内有益菌活性运作。

肠内有益菌越多，我们的免疫功能就越好，这是因为有益菌能够刺激体内的各种防御因子，让它们具有活性。当有害菌侵入人体时，有益菌也会负起保护身体之责，抑制肠内有害菌的繁殖，增强免疫力，使人体免受病菌的感染，乳酸菌在这方面的作用非常出色。

乳酸菌可以自行产生天然抗生素，具有干扰病毒繁殖的功效，可以帮助我们维护肠道菌群生态平衡，形成生物屏障，抑制有害菌对肠道的入侵。而且，它可以通过产生大量的短链脂肪酸，促进肠道蠕动及菌体大量生长，改变渗透压从而防止便秘；通过抑制腐生菌在肠道的生长，抑制腐败所产生的毒素，使肝脏和大脑免受这些毒素的危害，防止衰老。

尤其是病人和大病初愈的人，更要喝一点儿酸奶。因为无论是手术后，还是急性、慢性病愈后的患者，为了治疗疾病或防止感染，曾服用或注射了大量抗生素，使肠道菌群发生了很大改变，甚至一些有益的肠道菌也统统被抑制或杀死，造成了菌群失调。所以大病初愈的人喝酸奶，对身体恢复有着其他食物不能替代的作用。

只是，酸奶之所有能有强大的提高免疫力功能，主要靠里面千千万万的"菌"，只有冷藏才能将活菌很好地保留下来。所以，酸奶需要在4℃以下冷藏，在保存中酸度会不断提高而使酸奶变得更酸，如果保存不当会使乳酸菌、酵母菌或芽孢杆菌变质，这样的酸奶不能喝。夏天购买酸奶，一定要看酸奶有没有用冰柜保存，若没有，则很难保证酸奶的质量。此外，夏季购买酸奶可以现买现喝，冬季如果嫌凉，可以在室温条件下放置一定时间后再喝，但不要加热喝。不过对孩子来说，只能冷藏的酸奶，就要归入"冷饮"一类了。

需要注意的是，1岁以内的孩子是不适合喝酸奶的。因为处于婴儿期的孩子，胃肠道系统发育尚未完善，胃肠功能较弱，胃黏膜屏障并不健全，胃酸、胃蛋白酶活性较低。而酸奶的加工经过一个酸化过程，pH值较低，进入胃肠道后，可能"腐蚀"婴儿娇嫩的胃肠黏膜，影响消化吸收。此外，婴儿胃肠道的微生物菌群处于生长变化阶段，尚不稳定，饮用酸奶可能会引起嗜酸乳杆菌摄入过多，导致肠道中原有的微生物菌群生态平衡失调，从而引发肠道疾病。所以，1岁以内的孩子不宜喝酸奶。

不过，对于婴幼儿来说，可以食用酸奶从引导婴儿从液态食品过渡到固态食品。因为酸奶是一种半固态的食品，比牛奶有更强的饱腹感。

大家也要注意，酸奶固然好，但也不是多多益善的。很多孩子喜欢喝酸奶，甚至把它当成了水，每天喝好几瓶，这样做没有什么坏处，但也没有必要。其实早上一杯牛奶，晚上一杯酸奶（125～250mL）就可以了。而且，胃酸有杀菌功效，因此，最好不要在空腹时喝含有益生菌的酸奶，一般选择饭后30～60分钟喝酸奶效果比较好。为了保留酸奶所含益生菌的活性，喝酸奶前后最好别喝热饮。如果天气过于寒冷，或是怕太凉会伤了孩子的脾胃，可以把酸奶放在温水盆内几分钟进行加温，但需要注意，水温不宜超过正常人的体温，否则，就会降低酸奶的营养价值。

除此以外，酸奶跟其他食物、药物也不可以随意搭配。虽然酸奶和很多食物搭配起来都很不错，特别是早餐配着面包、点心，有干有稀，口感好还营养丰富。但千万不要和香肠、腊肉等高油脂的加工肉品一起食用。因为加工肉品内添加了亚硝酸钠，会和酸奶中的胺形成致癌物亚硝胺。如果和腌制品食物同食，最好配上新鲜水果，水果里的维生素C会优先与腌制品里的亚硝酸钠反应，防止致癌物亚硝胺的形成。它也不宜与抗生素同服，因为氯霉素、红霉素等抗生素，以及磺胺类药物可杀死或破坏酸奶中的乳酸菌，使它失去保健作用。虽然这并不影响酸奶中营养物质的含量以及消化吸收，但我们还是尽量避免这样搭配比较好。

这里我还想向大家澄清一个误区，酸奶并不是越稠越好。很多人都认为酸奶越稠越好，但其实很多很稠的酸奶只是因为加入了各种增稠剂，如羟丙基二淀粉磷酸酯、果胶、明胶，过多的增稠剂虽然满足了口感，但对身体没有什么好处。

另外，妈妈们在给孩子买酸奶以前，一定要鉴别品种。目前，市场上有很多种由牛奶或奶粉、糖、乳酸或柠檬酸、苹果酸、香料和防腐剂等加工配制而成的"乳酸奶"，它们只是饮料，不是酸奶，二者的营养成分含量差别很大。酸奶是由优质的牛奶经过乳酸菌发酵而成的，本质上属于牛奶的范畴，而酸奶饮料，只是饮料的一种，不是牛奶。所以，乳酸菌饮料并不具备酸牛奶的保健作用，购买时要仔细识别，别把不是酸奶的"酸奶"买回了家。

我们还要记得提醒孩子，喝完酸奶后要及时漱口。随着乳酸系列饮料的发展，我国儿童龋齿率也在增加，这与乳酸菌中的某些细菌有关。由于酸奶对牙齿的腐蚀性比较大，所以喝完后应该立即漱口，以免给牙齿带来伤害。

蜂蜜，甜蜜的人体细胞保护神

蜂蜜一向都是我们非常喜爱的食品，而且食疗效果很好。《神农本草经》中说蜂蜜："安五脏，益气补中，止痛解毒，除百病，和百药，久服轻身延年。"《本草纲目》中说蜂蜜："和营卫，润脏腑，通三焦，调脾胃。"现代医学则认为，蜂蜜对神经衰弱、高血压、冠心病、动脉硬化、肝病、便秘等有很好的疗效。而且，蜂蜜中的葡萄糖和果糖与普通白糖不同，不需要经人体消化，能够直接被人体肠壁细胞吸收利用，因此不会加重胃肠的负担，这对孩子来说尤为重要。

蜂蜜作为一种并不昂贵的食物，对身体的益处简直是数不胜数。蜂蜜中含有多种酶和矿物质，发生协同作用后，可以提高人体免疫力。蜂蜜还是人体细胞最好的卫士，能预防心脑血管系统疾病的发生。

我们都知道，没有掺水的优质蜂蜜，在室温下放置数年都不会腐败，这说明它的防腐作用极强。实验证明，蜂蜜对链球菌、葡萄球菌、白喉杆菌等革兰氏阳性菌有较强的抑制作用。多喝点蜂蜜水，也可以帮助我们抗菌消炎，促进组织细胞再生。

蜂蜜为什么会有这些功效，其实营养学家还不大清楚。蜂蜜的营养成分极为复杂，已经鉴定出的物质达到了180余种，其中含有葡萄糖和果糖70%左右，还含有蛋白质、矿物质、有机酸、多种维生素等，还有一些我们尚未研究清楚的营养成分。只能说，蜂蜜实在是一种非常神奇的食物。

尽管蜂蜜有很多好处，但1岁内的孩子不要食用蜂蜜。因为蜂蜜在生产和运输过程中容易被微生物污染，而婴幼儿肠道系统尚未发育健全，免疫力较低，细菌对1岁内的孩子来说是很大的威胁。除此以外，1岁内孩子还容易对蜂蜜过敏，所以不建议婴儿食用蜂蜜。

即便是1岁后的孩子，也不能随意食用蜂蜜。父母要根据孩子对食物的敏感程度做具体判断。如果孩子对某些食物有过敏反应，就不要吃蜂蜜了。如果孩子没有特殊过敏反应，妈妈在给孩子喂食蜂蜜及相关食品的时候一定要控制用量，一次1/3茶匙即可，而且不要频繁食用，以避免蜂蜜中的激素对孩子产生影响。一般来说，等孩子过了10岁以后，只要科学、合理搭配就可以放心地让他们食用蜂蜜了。

因为蜂蜜的营养成分非常复杂，更容易和其他食物发生反应。所以，我们食用蜂蜜的时候，一定要注意搭配。比如，蜂蜜不可以和葱一起吃。葱和蜂蜜一起吃后，蜂蜜中的有机酸、酶类遇上葱中的含硫氨基酸等，会发生有害的生化反应，或产生有毒物质，给身体带来伤害。蜂蜜不能与豆腐一起吃。豆腐味甘、咸，性寒，能清热凉血。与蜂蜜一起吃易导致腹泻。同时，蜂蜜中含有多种酶类，豆腐中含有多种矿物质、植物蛋白、有机酸等，二者一起吃会发生不利于人体的生化反应。蜂蜜不能与韭菜一起吃。韭菜维生素C含量丰富，容易被蜂蜜中的矿物质铜、铁等离子氧化而失去作用。另外，蜂蜜可通便，韭菜富含纤维素而导泻，一起吃容易引起腹泻。豆浆和蜂蜜不宜一起冲服。豆浆蛋白质含量比牛奶还高，而蜂蜜主要含有75%左右的葡萄糖和果糖，还含有少量有机酸，两者冲兑时，有机酸与蛋白质结合产生变性沉淀，不能被人体吸收。蜂蜜不宜和孜然一起吃，否则，容易上火伤肝、眼红肿。蜂蜜和鲫鱼一起吃会中毒。蜂蜜和大米一起吃会胃痛。蜂蜜不能和茭白一起吃，否则会引发痼疾。蜂蜜不能和茶一起喝，否则会影响消化吸收。

另外，蜂蜜不能用沸水冲饮。蜂蜜含有丰富的酶、维生素和矿物质，如果用沸水冲饮，不仅不能保持其天然的色、香、味，还会不同程度地破坏它的营养成分，因此最好用不超过60℃的温水冲饮。

至于食用蜂蜜的时间，一般建议孩子在饭前1～1.5小时，或者饭后2～3小时吃。因为这个时间吃蜂蜜，既不影响孩子的正常用餐，又有利于孩子消化和吸收食物，增进孩子的食欲。如果是睡眠不好的孩子，可以在晚上睡觉前服用一点儿蜂蜜，可以促进睡眠。但需要注意的是，尽管大多数孩子都喜欢蜂蜜甜甜的味道，但我们不建议孩子吃太多蜂蜜，一般每天吃30g左右就可以了。

第五章
让孩子长得快、发育好，吃什么

要想让孩子长得快、发育好，营养当然是关键。基本原则仍然是要注意膳食平衡。孩子饮食的总原则是做到粗细粮搭配，动物性蛋白质和植物性蛋白质搭配，根据季节选用不同的蔬菜和水果，保证孩子每天获得足够的维生素和矿物质。但想让孩子长得高又壮，有一些不可缺少的营养素，比如，蛋白质、钙、维生素A、维生素C、维生素D、矿物质镁及锌。所以，我们要注意让孩子从食物中摄入足够的营养素。

牛奶，给孩子成长能量的"白色血液"

即便是不了解营养学的人也知道，牛奶的营养是非常丰富的，被称为"白色血液"，对人体的益处可想而知。营养学数据显示，每100g牛奶所含的营养素包括热量226kJ、蛋白质3g、脂肪3.2g、糖类3.4g、维生素A 24mg、维生素B_1 0.03mg、维生素B_2 0.14mg、烟酸0.10mg、维生素C 1mg、维生素E 0.21mg、钙104mg、磷73mg、钠37.2mg、镁11mg、铁0.3mg、锌0.42mg、硒1.94μg、铜0.02mg、锰0.03mg、钾109mg、胆固醇15mg，这还只是其中主要的一部分。牛奶中含有100多种对人体有益的物质，营养价值极高，人体需要的所有营养素在牛奶中几乎都能找到，而且它所含的营养非常均衡。

大家应该对"氨基酸"不陌生吧？组成人体蛋白质的氨基酸有20种，其中有8种是人体本身不能合成的（婴儿有9种，比成年人多了组氨酸），这些氨基酸称为必需氨基酸。我们摄入的蛋白质中如果包含所有的必需氨基酸，这种蛋白质便叫作全蛋白。而牛奶中的蛋白质，就是全蛋白。同时，牛奶的营养价值不仅高，而且易于消化吸收。

最难得的是，牛奶中的钙磷比例非常适当，有利于钙的吸收，是人体钙的最佳来源。1L新鲜牛奶所含活性钙约1250mg，居众多食物之首，约是大米的101倍、瘦牛肉的75倍、瘦猪肉的110倍。它不但含钙量高，而且其中的乳糖能促进人体肠壁对钙的吸收，吸收率高达98%，从而调节体内钙的代谢，维持血清钙浓度，增进骨骼的钙化。由于好吸收对于补钙是特别重要的，所以牛奶补钙有其独有的优势。

牛奶中的营养物质不仅种类齐全，而且含量丰富。这些营养物质可以增强机体免疫力，还具有促进生长、延缓衰老、抑制有害微生物生长等作用。所以，牛奶受到了越来越多人的推崇。

和鸡蛋一样，牛奶是我们身边"最接近完善的食品"，对人体健康有非常大的益处：如其所含的钾可使动脉血管在高压时保持稳定，减少中风风险；铁、铜和卵磷脂能大大提高大脑的工作效率；钙能促进骨骼发育，减少骨骼萎缩病的发生；镁能使心脏耐疲劳；锌能使伤口更快愈合；B族维生素能提高视力；等等。

那么，孩子应该多喝牛奶吗？通常，1岁以内的孩子最好不要喝牛奶，因为牛奶中含有大量的蛋白质、矿物质，而不饱和脂肪酸和微量元素又太少，因此，不容易被孩子娇嫩的肠道所消化吸收，也不利于孩子生长发育。而且，牛奶还可能是奶蛋白过敏的诱因，所以不建议1岁以内的孩子喝牛奶。

那么，怎么判断孩子是不是对牛奶过敏呢？如果孩子在喝牛奶时或之后，表现出大声哭闹，而且面色潮红或苍白，两手握拳，双腿屈曲于腹部，同时有腹泻、大便带有血丝，甚至出现荨麻疹、肛周溃烂、哮喘等症状，这可能就是对牛奶过敏。如果出现了这些症状，父母也不用太过担心，马上停止喝牛奶，过敏症状就会得到缓解。

不过，1岁以上的孩子，我们可以试着让他慢慢适应牛奶，前提是孩子在喝过牛奶后没有出现过敏的迹象。可以先从一小勺开始，再逐渐增加到用牛奶煮谷物粥。当孩子长到2岁的时候，就可以定期给他喝牛奶和牛奶制品了，一天大约300～350g。

在孩子断奶后，我们一定要接着给孩子喝牛奶，否则，可能会影响孩子的生长发育。因为随着孩子活动量的增加，热能消耗加大，身体生长也会加快，脑和神经细胞发育更快，神经纤维分支加快加长。同时，身高和体重都在增加，四肢增长加快，也开始长牙换牙，所以，对优质脂肪、蛋白质、矿物质（钙、磷）、维生素等的需求量都在增加。这时，必须供给孩子足够的、高质量的各种营养成分，以满足婴幼儿生长发育的需要。奶类食品特别是牛奶及牛奶制品，正是婴幼儿最好的营养食品。所以，建议3岁以后的孩子，每天都要坚持喝牛奶。

尽管牛奶对人体健康有着无可替代的重要作用，但是假如孩子是乳糖不耐受者，就不要给他喝牛奶了。乳糖不耐受是指有些人体内严重缺乏乳糖酶，因而使摄入人体的牛奶中的乳糖无法转化为半乳糖和葡萄糖供小肠吸收利用，而是直接进入大肠，使肠腔渗透压升高，导致大肠黏膜吸入大量水分。此外，乳糖在肠内经细菌发酵可产生乳酸，使肠道pH值下降到6以下，从而刺激大肠，造成腹胀、腹痛、排气和腹泻等症状。几乎八九成的华人都有乳糖不耐受的症状。但是，假如每次喝牛奶都控制在200mL以内，就没问题。只有极少数人完全不能喝牛奶，那他们就只能放弃牛奶，否则容易腹泻、胃胀。

至于牛奶的正确喝法，大家可能都听过一种说法，"不要空腹喝牛奶"，倒不是说这样有多大危害，而是会影响吸收。假如喝牛奶的时候吃一些淀粉类的食物，比如小蛋糕、小饼干，可以延缓牛奶在胃中的停留时间，与胃液中消化酶进行酶解作用，缓慢地排到肠道里，便于肠道吸收利用。另外，尽量小口喝牛奶，让牛奶与唾液消化酶充分接触，能让牛奶在消化道中停留更久，也有助于养分吸收。

适合和牛奶搭配的是蜂蜜，而不是果汁。不管是果汁还是水果，其中的酸性物质和牛奶酪蛋白结合，都会发生凝结沉淀，难以消化吸收。尤其是橘子，一定不要和牛奶一起吃。此外，不能和牛奶搭配的还有菠菜，因为牛奶含有丰富的蛋白质和钙，菠菜含有草酸，两者同食会结合成不溶性草酸钙，极大地影响钙的吸收。最后，千万别拿牛奶代替水服药，否则，牛奶和药物有可能发生化学反应，产生对身体有害的物质。

牛奶加蜂蜜是非常好的搭配，并且还有治疗贫血的作用。但是，蜂蜜高温加热营养会受到破坏，所以煮牛奶时不要加入蜂蜜，需要等待牛奶离火放温后再加入；在单独加热牛奶时不要煮沸，更不要久煮，否则，会破坏营养素，影响人体吸收。科学的方法是用大火煮牛奶，牛奶将要开时马上离火，然后再加热，如此反复3～4次，既能保留牛奶的养分，又能有效地杀死牛奶中的细菌。用塑料袋包装的牛奶千万不要长时间浸泡在热水中加热，这样会破坏牛奶中的营养成分。而且在高温下，塑料袋中的一些化学成分容易分解，产生对人体有害的物质。

鸡蛋，用最优良的蛋白质助力成长

父母一般都有最基本的营养学知识，知道孩子生长发育需要多补充肉、奶、蛋。蛋之所以能和奶一样，被单独列举出来占据一席之地，不是没有原因的。尤其是我们常吃的鸡蛋，是天然食物中含最优良蛋白质的食品之一。其蛋黄和蛋白中所含的蛋白质营养价值都很高，最适合人体吸收。

现在，就让我们来细数一下鸡蛋的营养。首先，鸡蛋是一种高蛋白食物，每100g鸡蛋中，含有蛋白质12.8g，两只鸡蛋所含的蛋白质大致相当于50g鱼肉或牛肉的蛋白质。其中主要是卵白蛋白和卵球蛋白，含有人体必需的8种氨基酸，并与人体蛋白质的组成极为近似，人体对鸡蛋蛋白质的吸收率可高达98%，吸收率相当惊人，与牛奶、猪肉、牛肉、大米相比，也是最高的。

然后是脂肪。每100g鸡蛋含脂肪11～15g，主要集中在蛋黄里，也极易被人体消化吸收。蛋黄中还含有丰富的卵磷脂、固醇类，以及钙、磷、铁、维生素A、维生素D及B族维生素。这些营养都是人体必不可少的，它们起着极其重要的作用，比如，修复人体组织、形成新的组织和参与复杂的新陈代谢过程等，所以是孩子生长发育过程中必不可少的食物。

尤其是鸡蛋中含有的卵磷脂，可使脑中乙酰胆碱释放增加，提高儿童的记忆力和接受力。因此，鸡蛋又是较好的健脑食品。如果孩子每天早餐能吃1～2个鸡蛋，不仅可以强身健脑，还能使上午的学习精力旺盛。

鸡蛋虽好，对孩子们来说，也不是多多益善的，我们需要计算好食量。一个2岁的孩子，每天需要蛋白质40g左右。虽然蛋黄和蛋白中的蛋白质都是优质蛋白，消化率都很高。但是，蛋黄与蛋白的其他营养成分有较大差异。蛋白以卵清蛋白为主，蛋黄除了含丰富的卵黄磷蛋白外，还含有丰富的脂肪和微量营养素，特别是铁、磷，以及维生素A、维生素D、维生素E和B族维生素含量丰富。1岁以内、4个月以上的婴儿，以食用蛋黄为宜，一般每餐从1/4个蛋黄开始，适应后逐渐增加到1～1.5个蛋黄。1岁以上的幼儿可以开始食用全蛋。由于蛋黄中的营养成分对于促进幼儿生长发育、强壮体质及大脑和神经系统的发育都有好处，最好能每天吃一个。

一般来说，孩子6个月后就可以添加辅食了。但是，对于一些肠胃娇弱的孩子，在添加鸡蛋辅食的时候，常常出现腹泻的状况，这说明孩子肠胃吸收功能弱，需要妈妈们格外注意。这时候，需要先给孩子调节肠胃，等孩子再结实一点儿，再补充蛋白质。还有些孩子吃鸡蛋会过敏，这主要是对卵清蛋白过敏，对于这些孩子让他只吃蛋黄就好了，慢慢脱敏。

鸡蛋虽然营养丰富，但吃法不同，对营养的吸收利用率也是不同的。就营养的吸收率和消化率来讲，煮鸡蛋为100%，炒鸡蛋为97%，嫩炸鸡蛋为98%，老炸鸡蛋为81.1%，开水、牛奶冲鸡蛋为92.5%，生吃鸡蛋为30%～50%。大家可以看出，煮鸡蛋是最好的吃法，但是，一定要注意细嚼慢咽，否则会影响吸收和消化。不过，对孩子尤其是幼龄孩子来说，还是蒸蛋羹、蛋花汤最适合，因为孩子牙齿还没有发育好，煮蛋清对他们来说难以嚼碎，蛋黄则需要碾碎才能吃，而蒸蛋羹、蛋花汤能使蛋白质质地细嫩，又不需要咀嚼，比较容易被孩子消化吸收。

在煮鸡蛋的时候，也是有讲究的。有的妈妈可能会发现，煮鸡蛋时经常会出现蛋壳破裂的现象。避免破壳有一个小诀窍，那就是"开水煮冷蛋"。待水开后，把凉鸡蛋放在小漏勺里放入开水中煮8分钟即可熟透。想吃半熟鸡蛋，可以减少煮的时间。只要保持水开，小火即可。最错误的做法是鸡蛋放在冷水里小火缓慢加热，这样一来，热量有足够的时间传递到鸡蛋内部，蛋清蛋黄内外同时受热膨胀，结果胀破蛋壳。这时往往还没有达到让蛋清凝固的温度，蛋清会流到蛋壳外，凝固成白色团絮状。不仅非常难看难吃，而且会让营养受损失。

至于煮鸡蛋的时间，一般来说，"3分钟鸡蛋"是微熟鸡蛋，最容易消化，约需1小时30分钟消化；"5分钟鸡蛋"是半熟鸡蛋，在人体内消化时间约2小时。而煮的时间过长的鸡蛋，人体内消化要3小时15分钟。对于成年人，我们一般会推荐大家吃"5分钟鸡蛋"，它不仅软嫩、蛋香味浓，而且有益于人体摄取营养。但对于孩子来说，还是推荐煮8分钟，因为全熟有利于消灭蛋中的细菌和寄生虫；但是，切记不要煮的时间太长，因为煮沸时间长，蛋白质的结构会变得紧密，难以消化。

另外，坊间盛传，豆浆和鸡蛋不能同吃，据说是鸡蛋中的蛋白质消化吸收需要胰蛋白酶帮忙，而豆浆中含有一种胰蛋白酶抑制剂，可以抑制肠道中的胰蛋白酶活性，从而影响鸡蛋中的蛋白质消化吸收，降低其营养价值。其实，这是一种伪科学的说法，是对科学一知半解出现的误会。大豆中的胰蛋白酶抑制剂遇热不稳定，在加工成豆浆过程中已经被破坏得差不多了，不足以干扰到鸡蛋蛋白质的消化吸收。更何况，豆浆本来就是富含蛋白质的食物，它跟鸡蛋一起吃完全没问题，并且还是相当好的搭档。鸡蛋中丰富的蛋氨酸，可以弥补大豆中蛋氨酸不足的缺点，从而提高整体蛋白质的营养价值。不过，大家记得豆浆需要煮熟煮透才能喝。

除了和豆浆是好搭档，蛋和奶一起食用，也是比较科学的搭配。每100g蛋黄中含有铁质7mg，可以补充奶类中铁的匮乏。此外，蛋中的磷很丰富，但钙相对不足，所以，将奶类与鸡蛋共同喂养孩子，就可以营养互补。

营养食谱——鸡蛋布丁

让孩子把蛋类和奶类一起食用，可以补充奶类中铁的匮乏，做到营养互补。这道甜品口感细腻润滑，香甜可口，孩子一定会喜欢吃。

【原料】布丁馅料：鲜奶400g，鸡蛋500g，白糖300g。焦糖：白糖适量。

【做法】

布丁馅料：

1. 先加入水，大火将水煮沸，再加入白糖充分搅拌，关火放凉。

2. 在糖水中加入鸡蛋和鲜奶搅拌均匀。

焦糖：

1. 将白糖混合开水（2∶1）煮至呈金褐色，熬成焦糖。

2. 将煮好的焦糖倒在模型内。

鸡蛋布丁：

1. 将调匀后的布丁馅料倒在模型内。

2. 烤盘内加入约1/3的温水，放进微波炉烤箱，用中火烤15分钟即可。

鸡肉，补中益气的白肉佼佼者

作为禽肉的代表，鸡肉的营养也是相当丰富的。它的蛋白质含量达20%，高于猪肉。去皮土鸡肉的脂肪含量仅有5%左右，而乌鸡更低，通常为3%。但是，育肥鸡的脂肪含量较高，可达10%~20%。不过，鸡肉所含的脂肪大多为不饱和脂肪，是孩子大脑和神经系统发育必不可少的物质。

虽然鸡肉含铁量略低于牛羊肉，但其他微量元素较为丰富，含有维生素B_1、维生素B_2、烟酸、维生素A、维生素C、胆固醇、钙、磷等多种成分。鸡肉所含的各种B族维生素中，烟酸的含量最高。而乌鸡的维生素和矿物质含量比普通鸡更高。

鸡肉的蛋白质消化率高，很容易被人体吸收利用，所以有增强体力、强壮身体的作用。另外，鸡肉还含有对人体生长发育有重要作用的磷脂类，是中国人膳食结构中脂肪和磷脂的重要来源之一。

传统医学认为，鸡肉有温中益气、补虚填精、健脾胃、活血脉、强筋骨的功效。所以，对营养不良、怕冷、乏力疲劳、月经不调、贫血等有很好的食疗作用。而且鸡肉性微温，各种体质的孩子都可以吃，对身体较弱、食欲减退的孩子更适宜。

在古代，给身体虚弱的人进补，往往都会用鸡汤。不过，大家应该注意，其实鸡汤内所含的营养成分远低于鸡肉，我们不能因为孩子喝了鸡汤就感觉营养足够了，还是应该让他们把鸡肉一起吃掉。鸡肉的各部位肉质都十分柔嫩细腻，营养丰富，是孩子不容错过的肉品之一。那么，孩子多大可以吃鸡肉呢？

在孩子8个月，尝试过蛋黄和米粉后，就可以尝试给孩子添加鸡肉了，最初给孩子添加时，要遵循少量的原则，尽量将鸡肉剁成肉糜，做得软一些，少添加一点儿，孩子接受起来更容易。而且，由于鸡胸肉的肉质更细嫩，所以特别适合咀嚼能力比较弱的孩子食用。而鸡腿部分的肉比较紧实，如果要给孩子吃，要做得精细些，炖得久一点儿，做烂了以后再给孩子吃。

有的父母可能觉得，土鸡肉的营养更好，是不是应该给孩子吃土鸡肉呢？这可不一定，因为理论上来说，土鸡大多是散养的，吃的食物比较杂，我们较难控制它们的食物，所以容易受到铅、铬等重金属的污染。而饲养场的鸡活动量少，正规养鸡场的饲料一般都有把控，受到污染的概率较小。而且，土鸡肉相对来说比较难咀嚼。所以，如果是给孩子吃，没有必要刻意去追求土鸡肉。

另外，虽然鸡肉营养丰富，但也不要频繁食用。对于1岁左右的孩子，一周两次就够了，每次板栗大小的一块就可以。随着孩子一天天长大，到2岁左右的时候，可以增加到每次大概核桃大小的一块。3岁以后，基本上可以按照大孩子对待，食量可以根据孩子的需求，但也没有必要吃太多，任何食物都是过犹不及的，吃太多了不能吸收，只是徒然给身体增加负担。

给2岁以前的孩子吃鸡肉时，基本上是要做成肉糜的。对于大一点儿的孩子，也要注意烹饪方式。为了保持鸡肉低脂肪的优点，我们不妨选择较为清爽的烹调方式，比如白斩鸡、清炖鸡、气锅鸡等；如果希望增进孩子的食欲，也可以选择咖喱鸡、烤鸡、烧鸡、小炒鸡、口水鸡等。但是，香酥鸡、辣子鸡、炸鸡之类的需要经过油炸，不仅损失营养成分，而且热量过高，不利于健康，所以不推荐食用。

另外，吃鸡肉的时候，鸡屁股、鸡脖子、鸡皮最好别给孩子吃。因为鸡屁股中聚集着无数个淋巴组织，淋巴中暗藏病菌、病毒、致癌物等有害物质，因此不建议食用；鸡脖子虽然营养价值很高，但它是腺体集中的部位，最好剥下鸡皮，去掉肉眼就能看到的小肉疙瘩后再加工；鸡皮中脂肪和胆固醇含量较高，容易导致肥胖，吃的时候要注意适量。

营养食谱——香菇糯米鸡肉卷

鸡肉中蛋白质含量较高，很容易被人体吸收利用，香菇味道鲜美，营养丰富，有"真菌皇后"之称，再加上清香的糯米配上鸡腿肉，一起入口的滋味好极了，很多孩子都会喜欢。

【原料】鸡腿4个，香菇1把，胡萝卜1根，竹笋1根，盐3g，生抽1小勺，香葱末、糯米、植物油各适量。

【做法】

1.将香菇、胡萝卜和竹笋洗净沥干水分，切成小丁。

2.锅中倒入植物油，油温热时，倒入切好的香菇丁、胡萝卜丁、竹笋丁翻炒。

3.加入盐和香葱末炒熟，盛盘。

4.糯米提前浸泡过夜，控水，将糯米和炒好的香菇丁、胡萝卜丁、竹笋丁拌匀后，隔水蒸熟，做成糯米蔬菜饭。

5. 鸡腿去骨，用盐、生抽腌制，冷藏过夜。

6. 将腌制好的鸡腿肉展开，中间舀上一勺糯米蔬菜饭，卷起来。

7. 用锡纸将鸡腿肉卷裹紧，两头像包糖果一样旋紧。

8. 入烤箱烤制180℃，25分钟即可。

莲藕，强壮筋骨帮孩子长高

白净滚圆、口感甜脆的莲藕，是很多人都喜欢的食物。生藕含有20%的糖类物质和丰富的钙、磷、铁及多种维生素，其中维生素C和纤维素的含量特别多。每100g莲藕中含有40~50mg维生素C，还含有多酚类化合物、过氧化物酶，能把人体内的"垃圾"打扫得一干二净。它还富含淀粉、蛋白质，有明显的补益气血，增强人体免疫力的作用，所以中医说它"主补中养神，益气力"。

在孩子长身体的过程中，骨骼发育无疑是非常重要的。而钙、磷、镁等矿物质是构成骨骼的最基础元素，骨骼中的矿物质99%是由以上3种矿物质构成的。因此，充足且适当的矿物质的补充，可以促进骨骼发育。而钙、磷、镁这3种元素在莲藕中含量都比较丰富，所以正在长身体的孩子不妨多吃一点儿。

中医还认为，藕是一款冬令进补的保健食品，既可食用，又可药用。生食能凉血散瘀，熟食能补心益肾，可以补五脏之虚，强壮筋骨，滋阴养血。同时，还能利尿通便，帮助排泄体内的废物和毒素。所以，莲藕生吃有清润的功效，尤其适合上火的孩子，对防治干燥有独特的效果。熟藕的药性则由凉变温，没有了散瘀清热的功能，变成了益胃健脾、养血补虚。莲藕中含有黏液蛋白和膳食纤维，能与人体内胆酸盐，食物中的胆固醇及三酰甘油结合，使其从粪便中排出，从而减少脂类的吸收。莲藕散发出一种独特清香，还含有鞣酸，有一定的健脾止泻作用，能增进食欲，促进消化，开胃健中，有益于食欲减退者恢复健康。所以，莲藕特别适合脾胃虚弱的孩子食用。

尤其是盛夏以及初秋，莲藕可以消暑清热，是良好的祛暑食物。对于孩子来说，由于莲藕有一定健脾止泻的作用，所以可以吃一些。但是由于莲藕性寒、偏凉，给孩子食用的时候，一定要注意适量。

需要注意的是，有的孩子可能对莲藕过敏。如果是对藕过敏，食用藕就可能造成皮肤红肿、经常性腹泻、消化不良、头痛、咽喉疼痛、哮喘等过敏症状，一旦发现有这些症状，就不要让孩子吃了。

莲藕的常见吃法多为凉拌、炒、蒸及煲。但是，对于3岁以下的孩子，我们最好给他们吃藕粉。它的做法并不复杂，只需要莲藕1根，水80mL。将藕洗净表皮，然后去皮、切成块，放入搅拌机中，加入半碗水，搅打成藕泥（越细腻越好，淀粉更容易出来）。把打好的藕泥倒入干净的容器中，置于明火上，开小火慢慢加热，加热过程中不停地搅拌，直到熬煮的藕粉变成黏稠的半透明状，关火上盘。这样自制的藕粉很好消化，营养也很丰富，适合给孩子吃。

需要注意的是，在给孩子制作藕粉的时候，藕的选择非常重要，一定要选择淀粉含量高的粉藕，如果是淀粉含量低的脆藕，是做不出效果的。粉藕基本上颜色偏深色一点儿，形状短而粗，而且粉藕的切面，藕丝特别多。脆藕色泽发白，切片没有太多的藕丝，适合清炒。

在烹饪藕的时候，忌用铁器，以免使藕在烹饪过程中变黑。此外，没切过的莲藕可在室温中放置1周的时间，但因莲藕容易变黑，切面孔的部分容易腐烂，所以切过的莲藕要在切口处覆以保鲜膜，可冷藏保鲜1周左右。任何时候，不管给何人吃，发黑、有异味的藕都不宜食用。我们应该挑选外皮呈黄褐色、肉肥厚而白的，注意要选择无伤无烂无锈斑、不断节而不干缩、未变色的藕。只有这样，才能让孩子真正从莲藕的营养中受益。

营养食谱——梨藕汁

莲藕营养价值很高，含有黏液蛋白和膳食纤维，具有通便止泻、健脾开胃的作用。而梨子清热润肺，这道梨藕汁富含铁、钙等微量元素，植物蛋白质、维生素以及淀粉含量也很丰富，味道也很好，可以帮妈妈们解决盛夏或初秋孩子食欲减退的烦恼。

【原料】梨1个，藕1段，纯净水100mL，蜂蜜1大勺。

【做法】

1. 梨去皮、核，切成小块。藕去皮，切成小块（处理藕的时候动作要快，否则藕会发黑，或者将藕切好泡在滴了白醋的水里，可以有效避免藕发黑）。梨和藕的比例可以随意，当然，梨多点会比较好喝。

2. 处理好的梨和藕放入榨汁机，倒入纯净水（不放水太干，很难打），搅打细腻。

3. 搅打好梨藕汁用纱布或者筛网过滤（用纱布效果会比较好，可以包起来挤出汁），加入蜂蜜即可。蜂蜜的量随个人喜好，不喜欢甜的甚至可以不放，1岁以下的孩子最好还是不要放蜂蜜。如果天气寒冷，可以做好后放微波炉加热30秒，就变成热饮了。

豌豆，增进孩子的造血机能

豌豆是提高孩子生长发育必不可少的食物之一。每100g豌豆含有蛋白质7.4g、脂肪0.3g、糖类21.2g、叶酸82.6μg、膳食纤维3g、维生素A 37μg、胡萝卜素220μg、维生素B_1 0.43mg、维生素B_2 0.09mg、烟酸2.3mg、维生素C 14mg、维生素E 1.21mg、钙21mg、磷127mg、钾332mg、钠1.2mg、碘0.9μg、镁43mg、铁1.7mg、锌1.29mg、硒1.74μg、铜0.22mg、锰0.65mg、铬0.5mg。

可能大家对这些数据不大有概念。那么，让我们换一种说法，豌豆中的铜、铬等微量元素含量尤其丰富。铜有利于增进孩子的造血机能，帮助骨骼和大脑发育；铬有利于糖和脂肪的代谢，能维持胰岛素的正常功能。所以，豌豆对于孩子的生长发育是非常有益的。

　　而且，豌豆与一般蔬菜有所不同，它所含的止权酸、赤霉素和植物血凝素等物质，具有抗菌消炎、增强新陈代谢的功能。豌豆和豆苗中含有较丰富的膳食纤维，可以防止便秘，有清肠作用。所以，它是一种非常有营养的蔬菜，大部分人都可以吃。

　　那么，孩子们能吃豌豆吗？可以，但建议给他吃新鲜豌豆。虽然在所含热量、糖类和蛋白质等方面，相同重量的干豌豆要比鲜豌豆多1倍。但是，鲜豌豆所含的维生素A和维生素C要比干豌豆多得多。新鲜豌豆蛋白质不仅含量丰富，而且质量好，包含人体所必需的各种氨基酸，经常食用对孩子的生长发育会大有益处。

　　孩子半岁以后，我们就可以试着给他添加豌豆作为辅食了。但是，整粒的豌豆容易呛到孩子，而且不容易消化，建议先给他们吃少量的豌豆泥。豌豆泥容易消化，而且营养丰富，是孩子辅食的理想来源。

　　我们可以在家自制豌豆泥给孩子食用。具体做法也很简单：把新鲜豌豆洗净。水烧开，将豌豆煮10分钟左右，至豌豆绵软时捞出。将煮好的豌豆外皮剥去，然后放在滤网上，用汤匙压碎，过滤出豌豆泥就可以了。也可以将煮好去皮的豌豆放进搅拌机里搅拌成泥，其实还可以变化一下口味，就是等豌豆泥略降温后，再和米糊一起拌匀，或者在搅拌时加入奶酪，孩子会更爱吃，也更有营养。很多时候，只要你肯用心，就能给孩子研制出他更爱吃且更有营养的食物。

　　在给孩子吃豌豆泥的时候，应该先给他尝试一点点，没有出现过敏反应后，再逐渐增加食用量。豌豆本身带有一种清甜的味道，孩子会比较喜欢，所以不需要在里面添加调料。

另外，豌豆虽好，可不能多吃。豌豆吃多了，会发生腹胀，所以不宜长期大量食用，一次不宜超过50g。尤其是脾胃虚弱者，最好少吃。炒熟的干豌豆尤其不易消化，吃多了很容易引起消化不良、腹胀等。这一点，父母朋友们一定要注意了。

营养食谱——豌豆牛肉粒

由于豌豆所含的钙和磷在豆类食物中较低，所以与含钙高的食物搭配在一起食用最合适。而牛肉含钙较高，用牛肉和豌豆一起烹煮，不仅可口，而且营养也更丰富。这道菜色泽也很漂亮，有助于增进孩子的食欲。

【原料】豌豆250g，牛肉150g，姜片2片，生抽10mL，水淀粉30mL，香葱1根，胡萝卜1根，高汤40mL，植物油20mL，盐、香油、白糖各适量。

【做法】

1. 将牛肉切成小丁，用生抽、白糖、植物油抓匀腌制备用。另外，还可以用汽水嫩肉法。

2. 豌豆洗净；胡萝卜去皮，洗净，切成丁；香葱洗净，切成末。

3. 豌豆和胡萝卜丁在烧开的水中焯半分钟后捞出，冲凉水，控水备用。

4. 锅中放入植物油，油七成热时，将牛肉丁放入锅中炒匀。

5. 出锅滤油备用（爱吃干煸牛肉的也可煸炒时间久点）。

6. 油锅留少许的底油，放入香葱末和姜片略炒。

7. 放入豌豆和胡萝卜丁，中高火翻炒1～2分钟后，将滑过油的牛肉丁放入，一同快速翻炒，加入高汤（没有高汤也可加清水），大火烧开水，略见干时，放入盐，勾入少许水淀粉，淋几滴香油后即可出锅装盘。

虾皮，为食物提鲜，营养多一点

虾皮能补钙，应该已经是众所周知的常识了。其实，虾皮的价值可远远不止这些。我们所说的虾皮，其实不是虾的皮，而是一种小虾（中国毛虾）晾晒至干而成。由于这种虾的虾肉很少，晒干后肉更不明显，给人一种只有一层虾皮的感觉，所以才有了这样的名字。

别看毛虾个头小，可是麻雀虽小，五脏俱全。晒干后的虾皮营养价值是很高的，就以衡量营养价值高低的蛋白质含量来说，每100g虾皮含39.3g蛋白质，远远高于大黄鱼、黄鳝、对虾、带鱼、鲳鱼等水产品及牛肉、猪肉、鸡肉等肉制品的蛋白质含量。

虾皮的另一大特点是矿物质种类丰富，除了含有陆生、淡水生物缺少的碘，铁、钙、磷的含量也很丰富，每100g虾皮，钙和磷的含量分别为991mg和582mg。所以，虾皮素有"钙库"之称。钙可保证大脑处于最佳工作状态，还是骨骼、牙齿生长必不可少的成分。儿童适量吃些虾皮，对加强记忆力和防止软骨病都有好处。

虾皮其实还有一种重要的营养物质——虾青素。虾青素是迄今为止发现的一种抗氧化剂，又叫超级维生素E。虾皮越红，虾青素含量越高。这种抗氧化剂，有利于我们平衡免疫力，让身体保持在一个更加健康的状态。

不过，由于孩子对钙需求量很大，所以我不建议大家只用虾皮来补钙。虽然虾皮含钙量很高，但并不能满足孩子们对钙的需要。为什么呢？大家可以想想看，虾皮含钙量高，主要是因为虾皮中钙的含量百分比高。但是，由于虾皮本身的量很小，所以虾皮中钙的绝对量很少。100g虾皮有多少呢？够一家人吃上十天半月了吧。100g新鲜大虾呢？只是一个孩子一顿饭的量吧。所以，虽然虾皮含钙量高而且营养丰富，但由于我们每个人每天能吃的虾皮量有限，所以不建议大家用虾皮给孩子补钙。

但是，这并不意味着虾皮就没有价值。虽然它以含钙量高而闻名，但它的其他营养价值也是很丰富的。而且虾皮性温，比较适合儿童食用。

虾皮味道鲜美，虽然不是主菜，但可以用在各种菜肴及汤类中增鲜提味，食用方法也多种多样。如取一小把虾皮，加点香油、葱花，再放些紫菜，用开水一冲，便成了一碗色香味俱佳的鲜汤。家常菜中的虾皮豆腐、虾皮韭菜、虾皮小葱、虾皮萝卜汤等都是美味佳肴。虾皮用来包馄饨，不但鲜上加鲜，而且营养价值更高。日本人每餐必有的姜汤就少不了虾皮，寿司也会用虾皮作为配料。我们中国人，尤其是北方地区的人，饮食中水产品的比例本来就低，不妨从虾皮中得到一些弥补。

但是，对于幼小的孩子来说，他们还难以驾驭不好咀嚼的虾皮。解决办法是：我们可以把炒熟的虾皮磨成粉，代替味精或鸡精使用，或者将它放在孩子平时的食物中，既补钙又可调味，是一举两得的好办法。

虾粉的做法也很简单：把虾皮在温水中洗净，沥干水后放在太阳下晾干，来不及晾干的可以放到锅里用小火烘干，放凉后放到搅拌机中搅拌成粉。细腻的虾皮粉做好后，可以直接装到瓶子里，要吃的时候就加点，很方便。而且虾皮做成粉末后，口感更好，鲜香可口，孩子会更爱吃。平时我们只要把虾皮粉加入做好的粥、米糊、蔬菜汤或是孩子吃的其他食品中再吃，营养就会大大提高。这种做法适合各个年龄段的孩子，从6个月到青春期都没问题。如果孩子对虾过敏，就不要尝试了。

另外，还需要提醒广大父母的是，虾皮分为生晒虾皮和熟晒虾皮两种。前者没有盐分，鲜味浓，口感好，而且不易发潮霉变，可长期存放。买时要注意色泽，以色白明亮为佳。如果色泽深黄，个体软碎不整，又无光泽，则质量欠佳，不宜购买食用。后者是煮熟晒干的虾皮，色泽淡红，有光泽，质地软硬适中，有鲜味者为佳。这两种虾皮是不能混在一起存放的，我们最好分别保存，这样才能保持它们各自原有的味道。

营养食谱——虾皮鸡蛋羹

这款食物适合7个月以上的孩子食用，味道鲜香，营养丰富。不过，鸡蛋的营养虽全面，可蛋清不适合1岁以内的孩子食用，所以1岁以下的孩子可以只取蛋黄食用。

【原料】鸡蛋1个，虾皮适量。

【做法】

1. 虾皮洗净、浸泡，捞出切碎。

2. 鸡蛋去壳，取蛋黄，加入适量温水打匀。

3. 放入虾皮碎，隔水小火蒸熟。

黑豆，全方位帮助孩子健康发育

黑豆具有高蛋白、低热量的特性，其蛋白质含量高达45%以上。其中优质蛋白含量大约比黄豆高出1/4，居各种豆类之首，因此也赢得了"豆中之王"的美誉。与蛋白质丰富的肉类相比，黑豆不但毫不逊色，反而要更胜一筹，其蛋白质含量相当于肉类（猪肉、鸡肉）的2倍、鸡蛋的3倍，更是牛奶的12倍，因此，又被誉为"植物蛋白肉"。

除了蛋白质外，黑豆的其他营养也非常丰富。每100g黑豆中含粗脂肪高达12g以上。检测发现，其中含有至少19种脂肪酸，而且不饱和脂肪酸含量高达80%，其中亚油酸含量就占了约55.08%。亚油酸作为不饱和脂肪酸的一种，对胆固醇代谢具有至关重要的调节作用，只有当胆固醇与亚油酸结合时，才能在体内转运并进行正常代谢。而当亚油酸缺乏时，胆固醇将与饱和脂肪酸结合并在人体内沉积，导致动脉硬化的发生。因此，亚油酸又有"血管清道夫"的美誉，对预防心血管疾病的效果很好。

除此以外，黑豆中的维生素和钾、锌、铜、镁、钼、硒、磷等微量元素的含量也很高。钾能维持人体内的酸碱平衡性，使人体处在健康状态；镁能有效地维护孩子的肠胃健康，促进骨基质的代谢，调节人体神经活动，保障孩子健康成长；磷可促进孩子的牙齿和骨骼的发育，并起到保护大脑皮层的作用。

同时，黑豆还有多种生物活性物质，如黑豆色素、黑豆多糖和异黄酮、皂苷等，个个都能大显神通。黑豆中的多糖类物质，是清除人体自由基的功臣之一，尤其是对超氧阴离子自由基的清除作用非常强大。并且，这种多糖成分还可以促进骨髓组织的生长，具有刺激造血功能再生的作用，所以对孩子的健康成长是很有帮助的。大家不妨把它作为杂粮，平时适当吃一些。

不过，虽然常吃黑豆有强身健体、益气补血等功效，对孩子的健康成长有帮助。但对于年幼的孩子来说，直接吃黑豆，可能会有卡喉的危险。因此，我们可以把黑豆炒香后研磨成粉做成黑豆糊给孩子吃，这样会更安全。等到孩子长大一些，我们可以把黑豆炒香后直接给孩子做零食吃。但是，一定要注意，不要一次性吃太多，吃太多会增加肠胃压力，导致肠胃消化不畅、腹胀等不适。另外，现在很多人家里都有豆浆机，我们也可以用黑豆制作豆浆，给孩子喝。

需要提醒大家的是，我们在市场选购黑豆时，剥开外皮可能会看到豆心颜色不同的情况。黑豆分药用和食用两种，药用黑豆是绿心，食用黑豆是黄心。目前市场内还出现了一种白心的黑豆，豆皮是黑色的。这种白心黑豆也是黑豆的一种，并不是染色或者假冒的，但它的价格和绿心的黑豆相差甚远，大家购买时，一定要注意区分。

营养食谱——黑米黑豆浆

黑豆有滋阴补气的功效，黑米可以健身暖胃、明目活血。用黑豆和黑米搭配制作的黑豆米浆可以滋阴强肾、益脾健胃，是一款值得推荐的保健食品。

【原料】黑豆、黑米、枸杞子各适量。

【做法】

1.将黑豆、黑米洗净，浸泡一夜。

2.黑豆、黑米放入豆浆机中（泡出来的黑色液体不要倒掉，一起倒入豆浆机中）。

3.补足水量，开启五谷豆浆程序。

4.煮好的豆浆，倒出过滤后趁热放入洗净的枸杞子，搭配食用。

黑木耳，既清洁肠胃又滋补强身

黑木耳是久负盛名的滋补品，它是生长在朽木上的一种食用真菌，因其形似人耳，颜色黑褐而得名。中医认为，黑木耳性味甘平，具有补肾补气、凉血止血、清肺益气、活血益胃、润燥滋补强身等功效，还能清除体内的各种有毒垃圾。

黑木耳中最突出的营养成分，恐怕要数铁了。每100g黑木耳中含铁185mg，它比绿叶蔬菜中含铁量最高的菠菜足足高出20倍，比肉类食品中含铁量最高的猪肝还高出约7倍，可见木耳是各种荤素食品中含铁量最多的。铁是合成血红蛋白的必需物质，食物中供给铁不足，必然使血红蛋白合成受阻，生长发育、智力发育、免疫功能等都会受到影响，孩子可能会经常生病。所以，有"素中之荤"美称的黑木耳，是理想的补血佳品。

除了含铁量高外，黑木耳中的其他营养成分也很丰富。每100g干黑木耳中含蛋白质10.6g，脂肪0.2g，糖类65g，粗纤维7g，钙375mg，磷201mg。此外，还含有维生素B_1 0.15mg，维生素B_2 0.55mg，烟酸2.7mg。并且，黑木耳所含的蛋白质中有多种氨基酸，尤以赖氨酸和亮氨酸的含量最多，对健康十分有益。

对于孩子来说，黑木耳还有一个神奇的作用，那就是保护肠胃，清除孩子误吞的杂物。由于黑木耳中所含的胶体有巨大的吸附力，因此，它是肠胃杰出的"清道夫"，对人体有清涤胃肠和消化纤维素的作用。它能够溶解消除人不经意间误食的如头发、谷壳、木渣、沙子等难以消化的异物，从而对肠胃起到保护作用，有效防止和缓解由于各种异物造成的胃肠不适。孩子喜欢乱啃东西，什么都喜欢往嘴里送，妈妈可以适当给孩子喂食黑木耳，这样既能补铁又能排毒。

黑木耳的料理方式很多，荤素皆宜。它常常作为烹调各式中西名菜佳肴的配料出现。炒菜、烩菜、做汤等加入些许木耳，味道异常鲜美，与猪肉、猪肝或禽类一起烹调，既营养又美味，也可以切成丁，或包成饺子。

但在给孩子吃木耳的时候，除了要切碎外，一定记住要炖得很软很烂，这样才容易被肠胃消化吸收，起到补铁的效果。

黑木耳的食用禁忌有很多。黑木耳有活血的功效，它能降低血液黏滞度，并能防止血小板凝集于血管壁。但也正因为如此，有出血倾向的患者，不宜用木耳进补。比如，发生脑出血后的人要少吃木耳，尤其是在脑出血发病后的前3个月内更要注意，即使脑出血康复后，也不能大量食用。另外，在手术或拔牙前后，也尽量避免大量吃黑木耳；咯血、便血、鼻出血等患者也不宜食用黑木耳。

木耳富含膳食纤维，容易腹泻、消化功能差等脾胃虚寒的人，要少吃木耳，否则，可能会引起胃肠胀气、腹泻等不适症状，但对于便秘的孩子来说，就很适合了。过敏体质的人也要少吃新鲜木耳，因为新鲜木耳中含有光敏物质，进食后经过阳光照射会发生日光性皮炎。孩子的皮肤特别娇嫩，更应该注意。

在黑木耳的挑选和制作方面，也有一些注意事项想提醒大家。我们选购黑木耳时，要选择大小适度、体轻、色黑、有清香气、无混杂物的干黑木耳。大家可以取适量黑木耳入口略嚼，感觉味正清香才是对的。如果有涩味，说明用明矾水泡过；如果有甜味，是用饴糖水拌过；有碱味，是用碱水泡过。这些最好都不要购买。

而且，黑木耳只有经过高温烹煮后，才能提高膳食纤维及黑木耳多糖的溶解度，有助于吸收利用。所以，我们吃黑木耳的时候，一定要煮熟，不要泡水发起后就直接吃，那样会浪费很多营养，相当可惜。

营养食谱——黄瓜木耳炒肉片

这道黄瓜木耳炒肉片味道鲜美，色彩好看，营养价值丰富，更有补气益肾的功效。需要注意的是，木耳在煮制前一定要经过泡发，给年幼的孩子吃时，木耳可以多炒一会儿。

【原料】黄瓜1根，木耳10g，瘦肉、盐、醋、淀粉、植物油各适量。

【做法】

1. 木耳用水泡发，去除根部洗净备用；瘦肉切成片；黄瓜切成片。

2. 瘦肉片用盐、醋、淀粉抓入味，腌制片刻。

3. 炒锅放入植物油，加入瘦肉片翻炒，炒到瘦肉片断生，加入黄瓜片、木耳，翻炒均匀，等到黄瓜片八分熟时即可。

卷心菜，益心力、壮筋骨的"明星"食物

在世界卫生组织推荐的最佳食物中，卷心菜排名第三。由此可见，它在营养学界的地位一定不会低。有人可能搞不清楚卷心菜是什么，它的学名是结球甘蓝，而我们常叫的圆白菜、洋白菜，也都指的是同一种食物。

卷心菜价格便宜，也非常常见，似乎不是多么稀罕的东西。可是，要是知道了它的营养价值，我们一定会对它刮目相看。

每100g卷心菜中，含热量84kJ、蛋白质1.5g、脂肪0.2g、糖类3.4g、膳食纤维0.5g、钙31mg、铁1.9mg、磷31mg、钾124mg、钠42.8mg、铜0.04mg、镁12mg、锌0.26mg、硒0.02μg、维生素B_1 0.03mg、维生素B_2 0.03mg、维生素E 0.5mg、维生素A 12μg、烟酸0.4mg、叶酸100μg、维生素C 16mg、胡萝卜素0.07mg。从数据可以看出，它的营养相当丰富且全面。

卷心菜中含有丰富的维生素C、维生素E等，其总量比番茄多出3倍，因此，具有很强的抗氧化作用及抗衰老功效。日本科学家认为，卷心菜的防衰老、抗氧化的效果与芦笋、菜花同样处在较高的水平。

卷心菜富含叶酸，叶酸对巨幼红细胞贫血和胎儿畸形有很好的预防作用，因此，怀孕妇女及生长发育期的儿童、青少年应该多吃卷心菜。

此外，新鲜的卷心菜有杀菌、消炎的作用。咽喉疼痛、外伤肿

痛、胃痛、牙痛时，可以把卷心菜榨汁后喝下或者涂于患处。平时我们吃卷心菜，也有利于消除体内炎症。卷心菜还富含维生素U，维生素U对溃疡有很好的治疗作用，能加速溃疡的愈合，还能预防胃溃疡恶变，对防治口腔溃疡效果也很好。

总而言之，卷心菜是非常适合孩子的食物，它不仅能补充身体所需的能量，还能提高身体免疫力，预防感冒。而且有利于增进食欲，帮助消化，这样就能补充更多、更全面的营养物质帮助孩子健康成长了。

但是，由于卷心菜是粗纤维较多的食物，给孩子吃要尽量切碎些。对于1～3岁的孩子，我们可以给他吃卷心菜泥，只需要把卷心菜焯水，然后用料理机打成泥就可以了，还可以加上各种调味料来变换口味。虽然口感不是特别好，但是，很适合没出牙或刚出牙的孩子吃。

对于大一点的孩子，也要注意烹饪方式。孩子的肠胃消化能力一般都还不够好，饮食不宜口味过重，所以吃卷心菜的时候，应该尽量避免高油高温过久的方式，以免引起上火、消化不良等症状。而且，与其他蔬菜一样，卷心菜也不宜加热过久，否则会流失大量维生素。

需要提醒大家的是，由于卷心菜中含有大量粗纤维，这种粗纤维质硬，所以脾胃虚寒的孩子不宜多食。而且，卷心菜也有可能成为变应原（过敏原），一开始给孩子吃的时候，我们要注意观察孩子有没有过敏症状。如果没有，才能继续食用。

营养食谱——番茄炖牛肉卷心菜

这道汤味道清淡，鲜美可口。它酸甘开胃、益气生津，适用于身体疲乏、心烦口渴、食欲减退的孩子，常吃能防病抗病、健壮身体。

【原料】牛肉250g，番茄、卷心菜各150g，盐适量。

【做法】

1. 番茄洗净，切成块；卷心菜择洗干净，切成薄片；牛肉洗净，切成薄片。

2. 锅置火上，放入牛肉片，加入清水，大火烧开，将浮沫撇去，烧至牛肉片快熟时，再将番茄块、卷心菜片倒入锅中，炖至菜熟，加入盐，再略炖片刻，即可食用。

第六章
让孩子记忆力好、更聪明，吃什么

也许很多人会觉得，孩子的智商是天生的，后天再努力也没有用。的确，不管再怎么注意营养，我也没办法让自己的孩子拥有爱因斯坦那样的天才大脑。但是，我们可以做到的是，让孩子尽可能地开发自己大脑的功能。人的大脑功能，是与血液中的养分有关的，也就是说，大脑的功能不是一成不变的，除了与遗传、环境等因素有关外，营养起着相当重要的作用。所以，要想让孩子记忆力更好、更聪明，其实你不是无能为力的。

三文鱼，深海鱼让孩子更聪明

"吃鱼肉能让孩子更聪明"这样的说法，也许很多父母听说过。那么，它到底有没有科学道理呢？从营养学的角度来说，这是真的。

因为鱼类含有各类人体必需的营养元素，特别是ω−3脂肪酸，对大脑和视网膜的发育有非常重要的作用，所以能让孩子更聪明。

俗话说"畜肉不如禽肉，禽肉不如鱼肉"，作为高蛋白低脂肪的食物，鱼肉含有丰富的完全蛋白质，比如，黄鱼含17.6%，带鱼含18.1%，鲭鱼含21.4%，鲢鱼含18.6%，鲤鱼含17.3%，鲫鱼含13%。鱼肉所含的蛋白质都是完全蛋白质，而且蛋白质所含必需氨基酸的量和比值最适合人体需要，容易被人体消化吸收。

与高蛋白形成鲜明对比的是，鱼肉的脂肪含量一般比较低，大多数只有1%～4%，如黄鱼含0.8%，带鱼含3.8%，鲭鱼含4%，鲢鱼含4.3%，鲤鱼含5%，鲫鱼含1.1%，鳙鱼（胖头鱼）只含0.9%，墨斗鱼只含0.7%。而且，鱼肉的脂肪多由不饱和脂肪酸组成，不饱和脂肪酸的碳链较长，具有降低胆固醇的作用。

此外，鱼肉的矿物质、维生素含量比较高。海水鱼和淡水鱼都含有丰富的牛磺酸，还含有磷、钙、铁等矿物质。鱼肉还含有大量的维生素A、维生素D、维生素B_1、烟酸。这些都是人体需要的营养物质。

另外，鱼肉的肌纤维比较短，蛋白质组织结构松散，水分含量比较多，因此，肉质比较鲜嫩，与禽畜肉相比，吃起来更觉软嫩，也更容易消化吸收。鱼类具有高蛋白、低脂肪，维生素和矿物质含量丰富，味道好、易于消化吸收的优点。因此，鱼肉特别适合给孩子吃，尤其是深海鱼。

其实，要论蛋白质的含量，深海鱼并不比一般鱼类高多少，只是它们的脂质一般比较少，因此，深海鱼是一种低脂肪、高蛋白的食品。但这不是关键，因为不管是海水鱼还是淡水鱼，它们所含的营养成分大致是相同的，不同的只不过是各种营养成分的多少。关键在于，现在的环境污染极其严重，河鱼体内大都残留致癌的毒素和重金属。而海鱼的生存环境相对要好很多，而且要尽量挑选深海鱼类，因为它们被污染的概率要小很多。也就是说，从食品安全的角度来看，我更推荐大家吃深海鱼。

当然，以三文鱼为代表的深海鱼，比如，马鲛鱼、吞拿鱼和沙丁鱼等，它们也往往价格不菲。如果只考虑营养价值，大家多吃一些海鱼和河鱼也是一样的。

那么，在深海鱼中，为什么单单讲三文鱼呢？因为对于处于生长发育期的孩子，我建议给他们吃一些比较肥的鱼。而三文鱼就是一种肥鱼，其鱼油含量比较高，而鱼油里含有丰富的 $\omega-3$ 脂肪酸，要知道，我们的大脑组织有60%是脂肪，而 $\omega-3$ 脂肪酸占到了其中一半。

由于三文鱼是所有鱼类中 $\omega-3$ 不饱和脂肪酸含量最高的鱼类，每100g挪威三文鱼约含 $\omega-3$ 不饱和脂肪酸2.7g，是世界上最有益健康的鱼。三文鱼中还含有丰富的DHA。所以，多吃一些三文鱼有益智补脑的作用，对大脑的生长发育非常关键。

对孩子来说，吃三文鱼还有一个好处，那就是不用担心刺，所以很适合做给孩子吃。不过，1岁以内的婴幼儿吃三文鱼的时候，需要特别慎重。因为三文鱼毕竟属于海鲜类，属于发物。而且有些孩子吃海鲜会过敏。所以一开始要适量添加，注意观察。如果孩子感冒、上火、有炎症的时候，不建议给他吃三文鱼。

在给孩子吃三文鱼的时候，我们可以把三文鱼做成鱼泥。做法很简单，只需要把去皮去骨刺后的鱼肉放入小碗中，加入少量植物油、盐，上锅隔水蒸5~10分钟，用汤匙压碎就可以了。

另外，虽然三文鱼生吃的营养价值最高，而且肉质鲜嫩，味道鲜美，但是，吃生鱼片对肝脏不利，因为鱼肉中可能会有寄生虫。所以，安全起见，建议大家还是把三文鱼做熟了再给孩子吃。不过，大家也不要把三文鱼烧得太烂了，只需把鱼做成八成熟，这样既保留了三文鱼的鲜嫩，也可去除鱼腥味。

最后，就是食材的选购了。吃鱼，当然要尽可能新鲜。新鲜的三文鱼，具备一层完整无损、带有鲜银色的鱼鳞，透亮有光泽；鱼皮黑白分明，没有瘀伤；眼睛清亮，瞳孔颜色很深而且闪亮；鱼鳃色泽鲜红，鳃部有红色黏液；鱼肉呈鲜艳的橙红色。买的时候，我们可以用手指轻轻地按压，看鱼肉是不是紧实，如果压下去不能马上恢复原状，那么这条三文鱼就是不新鲜的。

营养食谱——清蒸三文鱼

三文鱼健胃补虚，能够增强脑功能。洋葱健胃祛痰，香菇补虚健脾。这道菜鲜咸味美，而且做起来非常方便，营养又丰富，可以适当给孩子多吃一些。

【原料】三文鱼1块，洋葱半个，香菇1朵，海鲜酱油1小勺，姜丝、蒜末、白糖、香菜末各适量。

【做法】

1. 把三文鱼切成大块；洋葱切成丝；香菇切成片。

2. 取一个大盘，盘子不宜太浅，因为蒸鱼的时候会流出很多汤汁，在盘子上铺一层洋葱丝，再铺一层香菇片，最后撒上一些姜丝。

3.把三文鱼块放在洋葱丝、香菇片和姜丝上，上锅蒸6～7分钟。

4.取一个小碗，把刚刚蒸鱼流出来的汤汁倒进来，再放入蒜末、海鲜酱油、白糖，拌匀然后淋在三文鱼上，撒入香菜末就可以了，或者直接取鱼肉蘸着味汁食用。

玉米，营养全能的益智食物

全世界的营养学家一致公认，在主食中，玉米的营养价值和保健作用是十分突出的，是当之无愧的第一黄金主食。它含有"全能营养"，适合各个年龄段的人群食用。

之所以被称为黄金主食，是因为作为主食，玉米所含的维生素是稻麦的数倍。玉米中除了含有糖类、蛋白质、脂肪、胡萝卜素外，还含有维生素B_2等营养物质。而且，玉米中的维生素含量非常高，是稻米、小麦的5～10倍，而特种玉米的营养价值要高于普通玉米。即便是普通玉米，营养价值也是非常高的。

玉米中所含的B族维生素能调节神经，是非常好的减压食品。而且，玉米富含亚油酸、钙质，能帮助调脂、降压。高纤维含量则使玉米成为很好的清肠食物。此外，玉米中富含的谷胱甘肽是最有效的抗癌成分，其所含的丰富维生素E也能帮助抗衰老、软化血管。最重要的是，对孩子来说，玉米中丰富的谷氨酸能促进大脑发育，是儿童最好的"益智食物"。

这一说法，并不单单是营养学上的理论，而是可以得到实际研究支持的。国际粮食政策研究机构、美国宾夕法尼亚大学和明德学院等多所大学和研究机构多年研究的结果显示，3岁前的孩子早餐喝玉米粥，以后的学习成绩明显比其他孩子要好。进行该项研究的研究人员，1969—1977年在危地马拉让孩子们早餐吃玉米粥，并且混合了脱脂奶粉和糖，其他一些孩子则喝传统的英国燕麦粥。2002—2004年，研究人员返回危地马拉，从学校的考试成绩中收集信息。结果显示，那些儿童期喝玉米粥的孩子，在阅读理解和非语言认知测试中获得的分数更高。

玉米之所以有这么神奇的健脑功效，是因为它所含的谷氨酸较高，谷氨酸能促进脑细胞代谢，有一定的健脑功能。而且，玉米脂肪中的维生素也比较多，对防止细胞氧化、衰老有益处，也有益于智力。另外，玉米脂肪中的脂肪酸主要是亚油酸、油酸等不饱和脂肪酸，这些也都是对智力发展有利的营养物质。

除了健脑外，玉米还能帮助孩子健康生长发育。孩子由于生长发育快，代谢旺盛，如果不注意，很容易缺乏维生素B_2。从而影响铁在身体里的吸收、储存和运转，造成缺铁性贫血，影响孩子的生长发育。多吃一些玉米，可以帮孩子补充维生素B_2。

不过，大家也许注意到了，市面上卖的玉米有不同的颜色。它们的营养价值略有不同。这主要是因为它们含有的色素品种不一样。与白色玉米相比，紫色玉米中多了花青素，因而具有抗氧化、防衰老的功效。黄色玉米中含有胡萝卜素和玉米黄素，对于维持视力健康有好处。黑色玉米蛋白质含量比黄色玉米高1.23倍，脂肪含量高1.3倍，粗纤维含量高16.36%，铜、锰、锌含量高8倍，钾、钙含量是黄色玉米的3倍，营养性抗癌剂"硒"含量比黄色玉米高8.5倍，17种氨基酸中有13种高于黄色玉米。

此外，水果型甜玉米，不仅口感好，而且蛋白质、脂肪及维生素含量比普通玉米高1~2倍，硒的含量则高8~10倍，其所含有的17种氨基酸中，有13种高于普通玉米。但甜玉米含糖量高，大部分是蔗糖、葡萄糖，容易引起血糖升高。糯玉米蛋白质含量较高，富含维生素A、维生素B_1等，其中支链淀粉含量非常高，也不适合糖尿病患者食用。至于普通的老玉米，粗纤维含量较高，可溶性糖含量低，适合体重超标人群、糖尿病患者食用。

那么，玉米该怎么吃呢？我们看电影的时候喜欢抱着香甜的爆米花吃个不停，这是很不健康的吃法。吃煮玉米，才是最有营养的。

一般情况下，孩子6个月就可以食用玉米了，但是，这时候孩子的咀嚼能力还很差，考虑到安全性，对于3岁以内的孩子，我们可以用料理机将玉米打成汁，或者是将新鲜的玉米颗粒磨碎给孩子做玉米糊或者玉米粥吃。大一些的孩子虽然可以自己啃玉米，也要注意避免出现卡喉。

另外，由于玉米是高蛋白食物，容易引起孩子过敏。所以，一开始给孩子吃的时候，需要仔细观察孩子食用后的反应。

营养食谱——玉米汁

　　玉米中含有谷氨酸、维生素和不饱和脂肪酸等物质，这些都是对智力发展有利的营养物质。玉米汁制作简便，味道清甜，很受孩子的欢迎，适合各个年龄段的孩子食用。

【原料】 嫩玉米400g。

【做法】

1. 将嫩玉米掰粒，加入适量的水，放入搅拌机或者榨汁机中搅打成浆。

2. 把玉米浆过筛，这样口感更细腻。

3. 把过好筛的玉米汁放进锅里煮开即可。

黑芝麻，提高孩子的注意力、记忆力

　　个头小小的芝麻，营养功效可是不容小觑的。尤其是黑芝麻，更是药食两用，具有"补肝肾，滋五脏，益精血，润肠燥"等保健功效，被视为滋补佳品。《神农本草经》称黑芝麻"主伤中虚羸，补五内，益气力，长肌肉，填脑髓"，《本草备要》称黑芝麻"明耳目，乌须发，利大小肠，逐风湿气"。这些中医术语大家可能不是非常明白，没关系，接下来我们从现代营养学的角度来看。

　　黑芝麻中有大量的脂肪和蛋白质，其中主要为油酸、亚油酸、棕榈酸、花生酸等甘油酯；又含有固醇、芝麻素、芝麻酚、叶酸、烟酸、蔗糖、卵磷脂、蛋白质；还有膳食纤维、糖类、维生素A、维生素B_1、维生素B_2、维生素E、钙、铁、镁等营养成分。其蛋白质含量多于肉类，含钙量为牛奶的2倍，还含有不饱和脂肪酸。

对孩子来说，黑芝麻一方面可以补钙，另一方面可以健脑。虽然一提到补钙，人们首先想到的可能是牛奶和鸡蛋，但其实黑芝麻的含钙量却远高于前两者，每100g黑芝麻中含钙量接近800mg，而每100g牛奶中含钙量才200mg左右。只是，跟虾皮一样，黑芝麻存在食用量的问题。通常我们吃芝麻的时刻比较少，不过，如果你肯喝黑芝麻糊，那就另当别论了。

黑芝麻之所以能健脑，是因为芝麻含有丰富的不饱和脂肪酸，能提高脑细胞的活性，增强记忆力和思维能力，对孩子智力发育非常有好处。而且，黑芝麻还含有丰富的B族维生素，在脑内能帮助蛋白质代谢，对维持孩子的记忆力和注意力具有显著作用。

一般来说，4～6个月的孩子就可以给他添加辅食了，但是，因为芝麻稍硬，而且孩子也容易被呛到，应该等到孩子有了咀嚼能力后，也就是7～9个月后再吃。而且，由于芝麻仁外面有一层稍硬的膜，再加上孩子的肠胃功能还没有发育完善，建议把它碾碎、磨细后，和大米或小米熬成粥再给孩子食用。

比如，我们可以做桃仁牛奶芝麻糊，每天给孩子吃一点儿。做法很简单：取核桃仁30g、牛奶300mL、豆浆200mL、黑芝麻20g。先将核桃仁、黑芝麻放小磨中磨碎，与牛奶、豆浆调匀，放入锅中煮沸，再加白糖适量，每日早晚各吃一小碗就可以了。另外，平时多给孩子吃点芝麻酱也是不错的选择。芝麻酱口感香浓，容易被孩子所接受。

我们在购买黑芝麻的时候，要选择颗粒饱满、有光泽的。黑芝麻并不是越黑越好。如果害怕买到染色芝麻，告诉大家一个最方便的方法，那就是用手搓搓黑芝麻，因为手是有温度的，如果是染色的黑芝麻，就会掉色。

需要提醒大家的是，芝麻不是人人都可以吃的，因为芝麻本身有润肠通便的作用，对于肠胃不好，经常腹泻的人群来说，要尽量少吃芝麻，最好不吃。如果孩子正在腹泻，或者是便溏，就不要吃芝麻了，以免加重病情。

营养食谱——杏仁黑芝麻糊

黑芝麻可以补肝肾、滋五脏；杏仁含有丰富的维生素E和不饱和脂肪酸，也可以保护心脏、强健大脑。二者一起做成黑芝麻糊，是孩子早餐的上佳之选。

【原料】黑芝麻粉3汤匙，细砂糖1汤匙，杏仁粉1汤匙，糯米粉1汤匙，水适量。

【做法】

1. 黑芝麻粉、杏仁粉和细砂糖放入小奶锅中（大家还可以磨些核桃粉、花生粉一类的，加入里面，会又香又营养）。

2. 加入清水至没过小奶锅的一半左右，放到炉子上烧。

3. 调糯米粉浆：1汤匙糯米粉加入100mL清水搅和均匀即可。

4.把糯米粉浆淋入烧开的黑芝麻粉水中，迅速搅动，使糯米粉糊化。

5.边搅边煮至黑芝麻糊黏稠即可。

黄花菜，安神健脑的名菜美花

说起黄花菜，很多人首先想起的是一句俗语"黄花菜都凉了"。其实，大名鼎鼎的黄花菜也叫金针菜，它还是令人忘忧的"萱草"。由于它花瓣肥厚、色泽金黄、香味浓郁、味道清香爽滑，所以它常常与木耳齐名，都是"席上珍品"，又被列为"四大素山珍"（香菇、木耳、冬笋、黄花菜）之一，来头可是不小的。除此以外，日本人还把黄花菜列为"植物性食品中最有代表性的健脑食物"之一，由此可见，它对孩子大脑功能的发育是相当有帮助的。

为什么日本人这么说呢？这要从黄花菜的营养说起。每100g黄花菜干品中含有蛋白质14.1g，脂肪0.4g，糖类60.1g，钙463mg，磷173mg，铁16.5mg，胡萝卜素3.44mg，维生素B_2 0.14mg，维生素B_1 0.3mg，烟酸4.1mg等。其中，糖类、蛋白质、脂肪三大营养物质分别占60%、14%、2%，此外，磷的含量也高于其他蔬菜。我们可以看到，它的营养价值是相当高的。

黄花菜之所以能有安神健脑的效用，是因为它还含有丰富的卵磷脂，这种物质是机体中许多细胞特别是大脑细胞的组成成分，对增强和改善大脑功能有重要作用，同时，能清除动脉内的沉积物，对注意力不集中、记忆力减退、脑动脉阻塞等症状有特殊疗效，所以，孩子常吃黄花菜对大脑非常有益。

此外，黄花菜还含有丰富的钾，每100g黄花菜就含有610mg钾。孩子吃黄花菜，可以补充钾，调节体内细胞适宜的渗透压，促进体内糖和蛋白质的代谢，维持神经系统的正常，促进神经系统功能的增强，有助于神经系统的健康发育。

黄花菜还含有丰富的粗纤维、磷、钙、铁及矿物质。常吃黄花菜可以精力充沛，提高记忆力和学习效率，延长睡眠时间，自然对孩子的脑力发育也很有帮助。所以，它可以作为孕产妇和孩子的常备食品。

只是，孩子吃黄花菜的时候还是要注意安全的。对于不满3岁的孩子来说，我们可以选择把干黄花菜经水泡发后，与黑木耳搭配烹饪。由于其花朵细长，要把它们切得细碎一点儿，方便孩子食用，也可与蛋、鸡肉、畜肉等做成汤或一起烹炒。

需要提醒大家的是，生活中我们吃的都是干黄花菜，大家不要以为新鲜的黄花菜更有营养。新鲜的黄花菜中含有"秋水仙碱"，经过胃肠道的消化会产生较大的毒性，引起咽喉发干、呕吐、恶心等现象，所以还是不吃比较好。在吃干黄花菜的时候，我们最好先用清水或温水进行多次浸泡，这样可以去掉二氧化硫等残留的有害物，而且，一定要做熟了再吃。

营养食谱——黄花菜瘦肉汤

黄花菜所含的胡萝卜素是番茄的几倍，有健脑抗衰、有效助眠的功效。这道汤中的黄花菜与瘦肉，味鲜质嫩又不失营养，可以增进食欲，很适合给孩子吃。

【原料】黄花菜、瘦肉块、骨头汤、盐各适量。

【做法】

1. 将黄花菜洗干净，然后浸软。

2. 将骨头汤烧开后，放进黄花菜和瘦肉块。

3. 熬到黄花菜和瘦肉熟后，加入适量盐，搅拌均匀即可。

核桃，久负盛名的健脑益智果

大家应该都吃过核桃仁，想想它的样子，长得跟我们的大脑还蛮像的。看样子，这核桃还真有"以形补形"的作用。我国古代人早就发现核桃具有健脑益智的作用，如李时珍说核桃能"补肾通脑，有益智慧"。它对孩子的大脑组织发育十分重要，对于处在快速生长发育期的孩子来说更是如此。

当然，中医"以形补形"的理论，很多人可能觉得根本没有什么科学依据，那么现在，现代医学和营养学可以给我们拿出证据了。现代营养学认为，核桃的营养价值非常丰富。500g核桃的营养价值，相当于2500g鸡蛋或4500mL牛奶。每100g核桃中，水分占3.6%，另含蛋白质14.4g、脂肪62g和糖类18.4g。而且，它还富含铜、镁、钾、维生素B_6、叶酸和维生素B_1，也含有纤维、磷、烟酸、铁、维生素B_2和泛酸。

构成人脑细胞的物质中约60%是不饱和脂肪酸。可以说，不饱和脂肪酸是大脑不可缺少的"建筑材料"。核桃中86%的脂肪是对身体有益的不饱和脂肪酸，而且其蛋白质中含有对人体极为重要的赖氨酸，对大脑很有益。因此，正在生长发育期的孩子，以及因为学习压力大而出现头晕、健忘等症状的孩子，都不妨吃一些核桃帮助保养脑部。

除了健脑外，吃核桃对心脏也有好处。因为核桃含有多种不饱和脂肪酸与单一非饱和脂肪酸，能降低胆固醇的含量。而且，核桃仁含有大量维生素E，经常食用有润肤、黑发的作用，相信大家对此都不陌生。

不过，跟其他任何有益身体健康的食物一样，核桃也不能多吃，正确的做法是坚持长期适量吃一点儿，虽然核桃仁所含的脂肪大部分是有利于清除胆固醇的不饱和脂肪酸，但是，脂肪本身具有很高的热量，如果吃得过多又不能被充分利用，就会被人体作为胆固醇储存起来，结果适得其反，会影响脾胃功能。一般来说，每天所吃核桃仁的重量，应该在40g左右，大约相当于4～5个核桃。如果吃多了，除了可能摄入过多热量，还有可能影响消化。

而且，由于核桃中含有鞣酸，容易与钙、铁等结合生成不易溶解的物质，所以，吃核桃时，不要同时吃含有这些营养物质的食物。孩子吃核桃时，以一天不超过1个为最好。

孩子吃核桃虽然有利于补充营养，提高记忆力，但是，在给孩子喂食核桃时，也要注意方法。对于1岁以前的孩子来说，核桃体积较大，而且不易咀嚼，所以最好把核桃磨成粉，加入粥中。

另外，古人也发明了许多吃核桃的方法，其中有一种很适合给孩子吃。那就是把核桃敲碎去壳取仁，将核桃仁加冰糖一起捣成核桃泥，密闭贮藏在瓷缸中，每次取两茶匙，用开水冲服。用水冲后浮起的一层白色液体，就是补脑作用最强的"核桃奶"。大家如果感兴趣，也可以尝试一下。

对于大一些的孩子，除了可以直接生吃核桃，也可以用核桃熬粥喝。在这里给大家推荐一种比较好的做法，即把核桃仁和大枣、大米一起熬成核桃粥喝。因为核桃可以补先天之本，大米、大枣可以补后天之本，这样搭配起来，保健的效果会非常好。不管是生吃还是煮粥，大家都要注意，不要把核桃仁表面的褐色薄皮剥掉，否则会损失一部分营养。

另外，大家都很熟悉干核桃，但很多人不知道鲜核桃的味道也非常好。每年盛夏，街头巷尾可能都会有人卖鲜核桃。刚从厚厚的绿色外壳中剥出来的鲜核桃，果仁味道非常鲜美，而且营养流失最少。只是，鲜核桃仁很难保鲜，每年只有短暂的一段时间可以吃到。过了季节后，我们就只能吃到干核桃仁了。当然，它的营养依然丰富。

营养食谱——核桃粥

这款核桃粥既营养又容易消化，有利于增进食欲，还可以补充蛋白质和矿物质，利于孩子大脑的健康发育，是非常适合孩子吃的食物。

【原料】核桃1~2个，大米35g，盐适量。

【做法】

1.大米洗净后放入锅里，加入适量水，盖上锅盖煮。

2.煮开后加入核桃煮一会儿。

3.加入盐，搅拌均匀，待核桃粥煮稠烂后即可。

榛子，满足孩子需要的"坚果之王"

能够健脑益智的核桃，其实只是坚果的一个代表。由于它确实营养丰富，而且比较常见，所以久负盛名。其实，大多数坚果都和核桃一样，有助于孩子的大脑发育。所以我们常说，让孩子吃下去的是坚果，长出来的是机灵。多吃坚果，对孩子的大脑成长非常有利。这其中，当然也少不了"坚果之王"榛子的身影。

作为全世界"四大坚果"（榛子、核桃、杏仁、腰果）之首，榛子有"坚果之王"的美誉，它的营养价值很高，是天然的保健食品。每100g榛子含蛋白质16.2~18g，脂肪50.6~77g，糖类16.5g。除了含有蛋白质、脂肪、糖类外，榛子的胡萝卜素、维生素B_1、维生素B_2、维生素E含量也非常丰富，钙、磷、铁的含量也高于其他坚果，所以其食用价值非常高。

大家可以看到，榛子中的脂肪含量非常高，不过，这些油脂大多是不饱和脂肪酸，所以非常健康。在榛子的所有脂肪中，单不饱和脂肪酸占77.7%，多不饱和脂肪酸占9.5%。单不饱和脂肪酸有助于降低血液中的低密度脂蛋白，对防治心血管病有很好的作用。多不饱和脂肪酸在进入人体后可生成被称为脑黄金的DHA，可以提高记忆力、判断力，改善视神经，使人更加聪明。所以，榛子特别适合平时用脑多的脑力劳动者食用，正在发育、读书的孩子可以适当多吃一些。现在的孩子经常面对各种声光电设施，比如，手机、电视、电脑，还有电影屏幕等，所以更应该吃点榛子。

除了脂肪外，榛子的蛋白质也非常优质。人体所必需的8种氨基酸在榛子中样样俱全，而且含量远远高过核桃。它还富含精氨酸和天冬氨酸，这两种氨酸可以增加精氨酸酶的活性，以排除血中的氨，防止癌变，增强免疫力，消除疲劳。所以，榛子对体弱、病后虚羸、容易饥饿的人都有很好的补养作用。

中医认为，榛子味甘性平，具有补益脾胃、滋养气血、明目的功效。不管是老人还是孩子、孕妇，都可以吃一点儿榛子，它能够强壮体魄、促进生长发育、增强体质。

而且，由于榛子中含有丰富的维生素A、维生素B_1、维生素B_2及烟酸，所以有利于维持正常视力和上皮组织细胞的正常生长和神经系统的健康，促进消化系统功能，提高记忆力，防止衰老。因此，榛子是孩子理想的小零食。

不过，由于榛子是著名的高脂肪食物，所以尽管营养丰富，也不能吃太多了，否则会有变胖的可能。吃榛子的时间要尽量选在食量不足的上午，而不是在晚饭后。每次吃的时候，也不要超过20颗。如果给学龄前的孩子吃，每天可以控制在10颗以内，坚持吃就可以。

至于榛子该怎么吃，除了可以直接生吃，或者炒熟做零食外，还有很多不同的吃法，可以给我们带来不同的口感。比如，大家可以把榛仁碾碎，做糕点时放进去。还可以放在牛奶、酸奶、冰激凌里，做成榛子乳、榛子脂等，香香脆脆的榛子粒，很多孩子都十分喜欢。当然，也可以在熬粥的时候放一点儿，不仅能让粥更香，营养也会更丰富。

3岁前的孩子，我是不建议直接给他们吃任何坚果的。因为坚果质地坚硬，孩子不易嚼碎，也不易消化。如果碾压成小块，倒是体积变小了，但一不注意就有可能被呛入气管。所以，如果要吃，一定要有家长在旁边监督，不能让他们跑跑跳跳的，否则，容易出意外。对于2岁以内的孩子，我们可以把榛子肉打成粉状，添加到米糊或是粥里，也可以碾成粉用开水拌成糊状喂给孩子吃。而且一次不要喂太多，2~3颗就好，以免消化不良。另外，坚果类食物比较容易引起过敏，所以一开始给孩子吃的时候，要注意观察有没有过敏反应。

大枣，活血补气、提神醒脑

与桃、李子、杏、栗并称为"五果"的大枣，古往今来一直深受人们欢迎。它甘甜可口，是补气养血的圣品，而且物美价廉。可能正因为它是平易近人的营养佳品，才赢得了"百果之王"的称誉。

这个"百果之王"，含有蛋白质、脂肪、糖、钙、磷、铁、镁及丰富的维生素A、维生素C、维生素B_1、维生素B_2，此外，还含有胡萝卜素等成分，营养十分丰富。维生素C（抗坏血酸）的含量高达葡萄、苹果的70~80倍，芦丁（维生素P）的含量也很高。所以，它不仅是很多人喜欢的水果、干果，还是滋补脾胃、养血安神、治病强身的良药。

民间有"天天吃大枣，一生不显老"的说法，是因为大枣能够补中益气、养血安神、加速机体复原、增强体质、延缓衰老。而对于孩子来说，我们最需要的是大枣宁心安神、益智健脑的功效。大枣的维生素C含量非常高，每100g大枣维生素C含量高达380~600mg，被称为"天然的维生素C丸"。而维生素C可使大脑功能敏锐，加强脑细胞蛋白质功能，促进脑细胞兴奋。对于学习比较紧张的孩子，比如，中高考前冲刺阶段的时候，如果孩子觉得困倦疲劳、头昏脑涨，可以给孩子们适当吃点大枣，每天吃6~7颗，提神醒脑的效果会比较好。

孩子从六七个月可以吃辅食的时候，就可以吃大枣粥。但是，由于大枣皮特别难消化，所以需要去皮后再给孩子吃。去皮的方法也很简单，大家可以把干大枣洗干净直接煮，煮熟后放在食物料理器的小纱网上一捻，皮和核都留在上面，大枣泥就全下去了。如果没有料理机，也可以蒸一下，剥皮去核给孩子吃。

不过，大家要注意大枣一定不能吃过量。大家应该都知道，鲜枣非常不好消化。与其他水果相比，鲜枣中水分含量很低，一般水果中水分含量在80%~90%，而大枣中水分仅有60%左右。枣中膳食纤维含量很高，适量的膳食纤维摄入有助于肠胃消化运动，但是，一次摄入大量的大枣却容易加重肠胃负担，造成肠胃不适。如果肠胃功能比较强，没有炎症，也没有溃疡，那么肠胃对大枣的耐受能力也会比较强，但即便如此，吃太多也会造成肠胃不适。所以，一般来说，孩子吃大枣时，一般大小的大枣每天不要超过5颗，个头很大的大枣一般吃2～3颗就足够了，小一点儿的大枣可以每天吃8～9颗。

我们日常见到的大枣一般可以分成鲜枣、干枣和蜜枣三种。鲜枣不仅甜脆多汁，维生素C的含量相对较高，营养也丰富，但不耐存放，有一定的时令性；干枣易于保存，但丢失了枣中的水分，还减少了溶于水的维生素C，对其他营养成分也有一定的影响；蜜枣的营养损失较大，其中的维生素C几乎全部被破坏了，而且由于太甜，不建议给孩子多吃。也就是说，在鲜枣上市的季节，我们可以尽量给孩子吃鲜枣，没有鲜枣的时候，也可以吃干枣。虽然干枣维生素含量略有下降，但也是营养滋补的佳品。

大家吃鲜枣的时候，一定要注意选择新鲜的，有很多朋友买了枣放了很长时间，有的都已腐烂了，也不舍得扔，还继续吃。其实这样做，对身体也是没有好处的。腐烂的大枣中会滋生很多微生物，在微生物的作用下会产生果酸和甲醇，如果吃了这样的烂枣，很可能会出现头晕和视力障碍等中毒反应，严重时还会危及生命。所以，最好是现买现吃。

干枣不仅可以直接食用，还可以泡水、泡酒、煮粥、煲汤等。吃的时候，可以用小刀在大枣表皮划出直纹，这样可以让枣中的营养成分很好地释放出来，也能使枣的甜味融入茶水或粥、汤中，味道更好。

营养食谱——大枣泥

这道大枣泥甜香适口，具有补脾胃、补气血的作用，对缺铁性贫血、脾虚消化不良有较好的防治作用。而且还能帮助孩子预防过敏、益智醒脑。

【原料】大枣100g，白糖适量。

【做法】

1. 将大枣洗净，放入锅内，加入清水煮15～20分钟，至烂熟。

2. 去掉大枣皮、核，加入白糖，调匀即可喂食。

香蕉，帮孩子减轻压力的"智慧之果"

软绵绵的香蕉不仅味道香甜，长得也十分讨喜，外形弯弯的，看着就像笑脸。当然，欧洲人称它为"快乐水果"可不仅仅是因为它的样子，最主要的原因是香蕉中含有一定量的5-羟色胺和合成5－羟色胺的物质，能帮助人体制造"开心激素"、减轻心理压力，使我们心情变得舒畅，所以它才有了"快乐水果"的美名。

除了能让我们更开心外，香蕉对人体的益处还有很多。它还是补益大脑的"智慧之果"。香蕉中含有丰富的磷，而磷又被称为"智慧之盐"，有利于心脑血管的发育。所以孩子要想聪明伶俐，食谱中可少不了香蕉的身影。

除了含有丰富的磷外，香蕉还含有丰富的蛋白质、糖、钾、维生素A 和维生素C，以及多种纤维素。它几乎含有所有种类的维生素和矿物质，是淀粉丰富的水果，而且容易消化吸收，更重要的是香蕉最不容易引起过敏，所以是婴幼儿理想的食品。

一般来说，运动员的饮食里都会有香蕉，因为香蕉是一种很好的能量来源。香蕉如同运动饮料一样，可以在运动的过程中补充糖类、钾以及其他营养物质的消耗。与运动饮料不同，香蕉还含有丰富的抗氧化物质、维生素B_6和膳食纤维，比普通的运动饮料更健康。所以对于生长发育期需要大量能量的孩子们来说，香蕉真是不错的食物。

其实，香蕉不仅仅能帮我们忘忧，还有镇静的作用。大家如果因为心情烦躁而有失眠症状，睡前吃一根香蕉还有助于提高睡眠质量。孩子如果因为考试压力而焦虑不安，或者有什么不开心的事情，都可以考虑给他们吃点香蕉。

需要注意的是，香蕉要熟透了才能食用，因为没有熟透的香蕉中有大量的鞣酸，而鞣酸有收敛的作用。有时候，孩子吃过香蕉后，非但没有通便，反而便秘更加严重了，这就是因为他们食用的香蕉没有熟透，鞣酸使得他们的粪便干结，造成了更严重的便秘。

香蕉虽好，但也并非人人适合。香蕉的钾含量很高，在降血压的同时，也会无形中增加食用者的肾脏负担，所以患有急慢性肾炎、肾功能不全的人不适合多吃。香蕉性质寒凉，胃痛腹凉、脾胃虚寒的人应该少吃，胃酸过多、消化不良、腹泻者也应少吃。

虽然香蕉好处很多，孩子也喜欢这种香甜的味道，但是，给婴儿吃也要适量。因为香蕉是富含淀粉的水果，吃多了会引起消化不良，而且会妨碍孩子吃主食，造成营养缺乏。不能让孩子空腹吃香蕉，香蕉中的钾、镁含量较高，空腹吃香蕉，会使血液中镁量升高而对心血管产生抑制作用。此外，由于香蕉含钾比较高，所以要让孩子多喝水，这样可以帮助身体把多余的钾代谢掉。

我们可以把香蕉做成泥状喂给未满周岁的孩子，等到孩子长牙，具有一定的咀嚼能力时，可以喂食小段的香蕉，再逐渐加量。如果想给他喝香蕉牛奶，最好等到1岁以后。而且，在吃香蕉的时候，最好跟其他食物一起吃，或作为上午、下午的加餐，一天不要超过两根。

最后，需要提醒大家的是，由于香蕉含有大量的糖分，损伤的地方极易繁殖细菌，所以给婴儿吃的香蕉一定要挑选完好无损的，大孩子和成年人最好也不要吃已经腐烂的香蕉。

营养食谱——拔丝香蕉

这道甜点色呈淡黄，香蕉味浓，外脆里嫩，软糯香甜，孩子会特别喜欢吃。需要注意的是，这道甜点需趁热吃，免得冷后糖汁凝固，所以不要给3岁以下的孩子吃。

【原料】香蕉2根，鸡蛋2个，面粉1碗，黑芝麻2小匙，白糖6大匙，红绿瓜丝、植物油各适量。

【做法】

1. 先把香蕉剥去外皮，切成小段或滚刀块，滚上一层面粉，放入用鸡蛋清加面粉和成的稠糊中，把香蕉段上浆拌匀，待用。

2. 锅内倒入植物油，烧至四五成热时，把拌好糊的香蕉段逐个放入油锅中炸，炸至金黄色时捞出。

3. 油锅内放入白糖（白糖与油的用量比例为：50g白糖用15g油），油温不要太高，用勺把溶化的糖慢慢搅动，熬至糖浆呈浅黄色、能抽出糖丝时，即把炸好的香蕉段放入糖浆中，离火，快速翻动，使糖浆均匀地裹于香蕉炸料上，便可装盘。放上红绿瓜丝，撒一些黑芝麻食用，这样的拔丝香蕉，颜色金黄，脆软香甜。

4. 吃拔丝香蕉的时候，需要备一碗冷开水上桌，把拔丝香蕉蘸一下冷开水，使糖浆温度降低，这样既不会黏牙，也更加香脆。

第七章
让孩子病后恢复快，吃什么

很多父母会觉得，孩子病了一场，又是打针又是吃药地折腾了好几天，好不容易病好了，有胃口了，可得好好补一补，于是，想大鱼大肉给他们补营养。可千万别这样，否则，孩子很容易病情反复。这是因为疾病的余邪未尽，正是所谓"炉烟虽熄，灰中有火"，这时候如果盲目大鱼大肉大补，会给脾胃增加太多负担，无异于火上浇油，当然就会死灰复燃。这一点，在脏腑娇嫩、脾胃功能尚不健全的孩子身上尤为常见。所以，中医一直提倡，大病初愈后，饮食上应以清淡为主，先稀后浓，先少后多。

疾病初愈，饮食以清淡为主

理论上来说，不管我们处于怎样的身体状态，也不管男女老幼，营养均衡才是健康饮食的唯一标准。因为我们身体健康的主要因素不在于吃荤或吃素，而在于吃什么和吃多少。荤素相间的饮食，才能促进人体的新陈代谢，促使组织细胞的结构完整，才能提高抗病能力、延缓衰老并且更加健康。但是，对于疾病初愈的人，还是要尽可能地饮食清淡。

所谓清淡的饮食，倒不是完全不吃含油脂的东西，而是必须均衡地摄取各种食物的营养，让肠胃消化运转时，不需要一次承受过多的压力，这也是为了防止疾病复发。那么，我们该怎样理解清淡饮食呢？它主要包括两点。

一方面，食物种类要清淡。这并不是说我们不能吃肉。孩子每天都需要大量的蛋白质和一些脂肪酸来维持细胞的生存。体内很多酶的合成都离不开蛋白质和脂肪酸，没有它们，会使内分泌系统紊乱，造成免疫力下降。但是，由于身体刚好，各个机能还比较虚弱，我们需要选择容易消化吸收、含丰富蛋白质和植物纤维素的食物，比如，水果、蔬菜、豆制品、牛奶、鱼类、米面杂粮等，少吃或不吃油脂性食物、煎炸食品。对于肉类，我们应该选择性地吃。少吃脂肪高的肉类，比如猪肉。可以适当吃一些鱼肉、禽类肉等白肉，它们能够为我们的生长发育和代谢过程提供大量的优质蛋白和必需的脂肪酸。尤其是鱼肉中含有非常丰富的优质蛋白和能够降低血脂的多种不饱和脂肪酸，以及人体容易缺乏的维生素和微量元素，所以尽管饮食要清淡，我们还是可以吃一些鱼肉。

另一方面，食物味道要清淡。饮食不宜太咸太甜，多食淡味，对健康大有益处。一般来说，味道重的食物，其中令人担心的主要是盐

（包括其他咸味调味品）、糖、增味剂、油脂过多，以及原料的新鲜程度问题。当然，有一些孩子病后胃口不大好，可能喜欢吃味道比较重的食物，这时候，父母就要想办法增进孩子的食欲。

一般来说，病愈后，海鲜及肥甘厚腻的肉类都是不能吃的，否则容易生热；生冷、寒凉之物也不能吃，否则容易造成脾胃受损，症状加重，日久不愈。生冷是指生的和凉的，比如，生的水果、蔬菜、冷饮，包括凉水，都是生冷之物，所以病后吃水果一定要遵医嘱。如果生病的时候有发热症状，病愈后要暂时忌食高蛋白食品，比如，牛奶、奶粉，喝时要冲得淡一些。豆制品也不应该多吃；不易消化的食物，比如煎鸡蛋，也不适合吃。如果中焦有湿、脾不健运，吃花生、瓜子等含油脂较多的干果容易滋生痰液。所以，中焦有湿、痰多时，也不应该多吃坚果。

枸杞子，改善虚弱体质、抗疲劳

枸杞子色泽鲜红，小巧玲珑，让人看了就喜欢，所以一般来说孩子都不会排斥它。

枸杞子含有胡萝卜素、维生素B_1、维生素B_2、烟酸、维生素C、β-谷固醇、亚油酸、钙、磷、铁等成分以及14种氨基酸，并含有甜菜碱、玉蜀黄素、酸浆果红素等特殊营养成分，使其具有不同凡响的保健功效。

《本草纲目》中说，枸杞子久服坚筋骨，轻身不老，耐寒暑。补精气不足，养颜，可使肌肤变白，明目安神。可见枸杞子功效实在不少，而且能够满足男女老幼各种人群的需要。

那么，孩子能吃枸杞子吗？孩子是可以吃枸杞子的，在年龄上没有严格的区分。枸杞子的抗衰老、抗肿瘤、抗辐射损伤、调节血脂、降血糖、降血压、保护生殖系统、美容养颜、保护肝脏等功能，孩子可能用不上，但是，另外一些功能，是孩子需要的。

首先，就是免疫调节。枸杞子富含枸杞多糖，枸杞多糖是一种水溶性多糖，由阿拉伯糖、葡萄糖、半乳糖、甘露糖、木糖、鼠李糖这6种单糖成分组成，具有生理活性，能够增强非特异性免疫功能，抑制肿瘤生长和细胞突变。枸杞多糖还能保护白细胞，促进机体造血功能恢复。

其次，是抗疲劳。通过在小白鼠身上做实验，我们发现枸杞多糖能显著增加小鼠糖原、肝糖原储备量，提高运动前后血液乳酸脱氢酶的总活力。简单来说，枸杞多糖对消除疲劳具有十分明显的作用。

而且，枸杞子中所含的丰富的β-胡萝卜素还可以帮助孩子提高视力，提高呼吸道的抗病能力，预防鼻、咽、喉和其他呼吸道感染。所以，呼吸道感染疾病刚好的孩子，可以吃些枸杞子。

枸杞子虽然有很好的滋补和治疗作用，但可不是所有人都适合吃。最适合吃枸杞子的是体质虚弱、免疫力低的人，所以，它很适合给刚刚病愈的孩子吃。

虽然枸杞子不含任何毒素，是非常安全的食物，可以长期食用，但是和任何滋补品一样，枸杞子也不能过量食用。一般来说，健康的成年人每天吃20g左右的枸杞子比较合适；如果想起到治疗的效果，每天最好吃30g左右；如果给孩子吃，每天不要超过10粒，坚持每天吃一些就好了。

不过，孩子正在感冒发热，或者身体有炎症、腹泻等急症期间，不宜吃枸杞子，可以等病愈后再吃。但不管怎样，由于枸杞子温热身体的效果相当强，不建议大量给孩子吃，尤其是体形偏胖、平时红光满面的孩子。而体质虚弱、常感冒的孩子，倒是可以每天吃一些。

需要提醒大家的是，我们在购买枸杞子的时候，要注意选择天然的枸杞子，而不是硫黄熏制或者添加过亚硝酸钠的枸杞子，目前市面上这两种枸杞子挺多的，它们对人体有害，所以不能给孩子吃。这两种处理过的枸杞子，一般颜色非常鲜艳，大家要注意鉴别。

另外，枸杞子在清洗过后泡开水喝或煲汤时，时间都不能过长。过久的浸泡熬煮，会使其中的微量元素流失。应该在汤快要煲好的时候放入枸杞子，以保证其更有药效。

营养食谱——枸杞子玉米五彩羹

对孩子来说，吃枸杞子比较好的方法就是加入粥饭、菜肴里。这道羹汤颜色很漂亮，而且味道也十分鲜美，有助于增进孩子的食欲，有利于病后的孩子恢复健康。

【原料】玉米粒200g，枸杞子10g，燕麦片（即食）30g，甜豌豆20g，菠萝50g，胡萝卜、白糖各适量。

【做法】

1.将枸杞子，洗净泡软；菠萝、胡萝卜去皮，切成丁。

2. 玉米粒、甜豌豆清洗干净。

3. 锅中加入清水，放入燕麦片，下入玉米粒、甜豌豆煮熟。

4. 放入枸杞子、胡萝卜丁、白糖煮约两分钟。出锅时，放入菠萝丁即可。

莲子，宁心安神，去除烦躁不安

莲藕和莲花大家都应该比较熟悉，与它们相比，大家对莲子可能稍微陌生一点儿。它是莲花的果实，是一种药食两用的食材。

从现代营养学角度来看，莲子的营养是非常丰富的，每100g干莲子中含有蛋白质17.2g，脂肪2g，糖类64.2g，钙97mg，磷550mg，铁3.6mg，钾846mg。还含有多种维生素、微量元素、荷叶碱、金丝草苷等物质。这也使得莲子拥有了众多保健功能，对于促进凝血、镇静神经、维持肌肉的伸缩性和心跳的节律，治疗神经衰弱、慢性胃炎、消化不良、高血压等都有一定功效。

莲子具有养心安神的功效，历代医药典籍多有记载。比如，在《神农本草经》《本草拾遗》《本草纲目》《本草备要》中都有据可查。现代药理研究也证实，莲子有镇静、强心、抗衰老等多种作用。孩子如果刚刚病愈，由于身体状态不佳，可能会睡得不安稳。而莲子能够清心醒脾、养心安神，我们可以给孩子吃点莲子，帮他去除烦躁不安，有助于安眠。

而且，莲子中的钾含量非常丰富，在所有动植物食品中位居榜首。钾在维持心脏功能、参与新陈代谢以及降血压等方面功不可没。缺钾会降低肌肉的兴奋性，使肌肉的收缩和放松无法顺利进行，使人容易疲倦。所以，对于病后身体比较虚弱的孩子，我们可以给他补充一些钾，而莲子就是很好的补钾食物。

虽然莲子比较硬，不大好消化，但孩子还是可以吃莲子的。如果孩子年龄比较小，我们可以把莲子磨成粉加到米粉里吃。香浓滑润的莲子粥，对脾胃虚弱的孩子来说是很好的辅食。如果孩子年龄已经比较大了，就可以直接吃莲子。但是，中间的莲心要弄出来，因为莲心比较寒凉，儿童的肠胃还比较脆弱，不适合吃。当然，如果是心神不宁、少眠多梦的孩子，可以吃莲心。

在选购莲子的时候要注意，优质的莲子去皮后外表仍会有一点皱皮或未处理干净的红皮，劣质的则在刀口处有突起。天然的莲子经水蒸后会膨胀，散发出一种清香；而添加了化学制剂的莲子几乎不膨胀，还会有一种碱味，大家可以试着鉴别一下。

经常做饭的人都知道，干莲子是很难煮烂的，这是因为莲子表皮有一层角质，会随着贮存时间的延长而日益增厚，所以不容易吸水膨胀。因此，如果莲子是隔年的陈货，煮不烂的可能性相对较大。另外，莲子只能短时间浸泡（10分钟左右）甚至不用泡，莲子煮不烂可能错在浸泡的时间太长，还可能与糖放得太早有关。所以，煮莲子的时候，只需要洗干净就好了，等煮烂了以后再放糖。还可以先把莲子放在冷冻室里一天，然后拿出来煮，这样就很容易烂了。

营养食谱——莲子百合粥

　　莲子能够补脾止泻、养心安神，适合消瘦、食欲减退的孩子食用。百合润燥养阴，也能清心除烦、宁心安神，可以用于热病后余热未消、失眠多梦、心情抑郁等病症。两者一起煮粥，可以健脾、养心、安神。

【原料】莲子30g，百合15g，大米60g，冰糖30g。

【做法】

1. 百合洗净，切成小片；莲子去皮、去心；大米洗净。

2. 锅内加入水，放入莲子、大米同煮。

3. 煮熟后加入百合、冰糖，再煮至软烂即可。

鲫鱼汤，补虚健脾润肺、易消化

　　民间有"冬鲫夏鲇"之说，之所以冬天要吃鲫鱼，除了因为寒风凛凛的冬季鲫鱼的味道尤其鲜美外，还因为鲫鱼的营养成分非常丰富。它肉质细嫩鲜美，含有蛋白质、脂肪、糖类、矿物质、维生素A、B族维生素、烟酸等，尤其钙、磷、钾、镁含量较高。据测定，每100g黑鲫鱼中，蛋白质含量高达20g，仅次于对虾，而且易于消化吸收，经常吃能够增强免疫力。

　　河鱼、海鱼有很多种，营养成分比鲫鱼丰富的鱼不是没有，为什么单单讲鲫鱼呢？这是因为，孩子病后喝鱼汤，原则是易消化、易吸收，应该喝一些性质温和、易吸收又有营养的汤，所以我们选择鲫鱼。

那么，孩子喝鲫鱼汤都有什么好处呢？中医认为，鲫鱼有健脾利湿、活血通络、和中开胃、温中下气的药用价值，对水肿、溃疡、气管炎、哮喘、糖尿病患者有很好的滋补食疗作用。《本草经疏》中说"鲫鱼调味充肠，与病无碍，诸鱼中惟此可常食"。古人认为，那么多鱼里，只有鲫鱼可以经常吃，于病情也没有妨碍。

而且，对于病后胃口不好的孩子来说，鲫鱼汤味道也更好。与其他淡水鱼相比，鲫鱼含糖量较高，多由多糖组成。所以吃起来既鲜嫩又不肥腻，还有点甜丝丝的感觉，比较受孩子的欢迎。

尤其是久咳不愈或者咳嗽刚好的孩子，鲫鱼汤是很合适的，因为孩子脏腑娇嫩，不耐寒热，脾虚肝旺，外感风寒，就会影响肺，或导致脾虚而失去正常功能。而鲫鱼性甘平，入脾、胃、大肠经，具有健脾利润止咳的功效。在《本草拾遗》中就有鲫鱼头"主咳嗽"一说。方法是取鲜活鲫鱼150g，去肚杂洗净，加适量猪油、盐调味，水煮熟，再加葱白1根，生姜1片，鲜薄荷20g，水沸即可。汤、肉一起吃。每天服1剂，连服3～5天。可以扶正祛邪、疏风散寒、健脾止咳，治疗孩子体弱、长期咳嗽。家里如果有咳嗽的孩子，不妨试一试。

烹饪鲫鱼的方法也比较多，以红烧鲫鱼和鲫鱼豆腐汤尤其鲜美。但是，对于病后虚弱的孩子来说，鲫鱼汤更合适。不过，我们需要注意的是，如果是给病后恢复期的孩子喝，烹饪时，除了少放些醋去腥外，不能放油，盐也只放少许或不放，其他调味料也不要太重，尽可能清淡比较好。而且给孩子喝鲫鱼汤的时候，也一定要注意鱼刺。

营养食谱——鲫鱼豆腐汤

这道汤味道鲜美，高蛋白、低胆固醇，易于消化吸收，所以病后的孩子喝它，不会给肠胃增加太大的负担。

【原料】鲫鱼500g，豆腐150g，植物油适量，盐4g，姜片5g，葱末10g，清水1000g。

【做法】

1. 将鲫鱼去鳞、腮、内脏，洗净备用。

2. 将豆腐切成长条片备用。

3. 锅中放油烧热，放入鲫鱼煎至两面微黄（鱼不煎也行，只是最后做出来的汤有点发黑，不是煎过后再炖的乳白色），放入姜片、豆腐片、清水1000g，大火烧开，撇去浮沫，再用小火煮20分钟左右，加入盐，撒上葱末，盛入汤盆中即可。

小米粥，调理脾胃，帮孩子补元气

不管是感冒这样的小病，还是大手术，根据中医理论，疾病刚愈的时候，一般人都会有气虚、血虚的症状，这时候应该吃些有健脾、益气、养血功效的食物，这对于促进血液的再生是大有裨益的，而小米粥就是很好的选择。

历史上，小米曾经是我国北方地区的主食。北方许多妇女在生育后，都有用小米加红糖来调养身体的传统，还给了它"代参汤"的美称。这固然是因为小米常见，还因为小米熬粥营养价值丰富。由于小米不像大米、白面一样需要精制，所以能够保存许多维生素和矿物质。小米的维生素B_1含量为稻米的3倍，维生素B_2含量为稻米的两倍，维生素E含量为稻米的7.9倍，钙、钾含量为稻米的3倍，铁含量为稻米的两倍多。这些微量营养素在体内具有重要作用，是病后孩子需要补充的。

但是，从蛋白质构成上分析，小米的营养价值并不比大米高很多，因为小米氨基酸的组成并不理想，赖氨酸过低而亮氨酸又过高，这也是谷类食物的共同缺点。所以病后不能完全以小米为食，应该注意搭配，以免缺乏其他营养。可以通过与含有赖氨酸较多的豆制品和肉类搭配，来达到蛋白质互补的目的。

中医认为，人体健康的基础是精、气、神。精是生命之力，气是生命之源，神是生命之光。而五谷杂粮，是调养精、气、神的精华。按照药食同源的理论，五谷杂粮是最天然的药物。其中，小米能补元气，玉米能抗衰老，绿豆能抗肿瘤，大米能养阳气。《名医别录》曾这样描述小米的功效："益肾气，去脾胃中热，益气。"李时珍认为："粟（小米）之味咸淡，气寒下渗，肾之谷也，肾病易食之。降胃火，故脾胃之病宜食之。"所以，小米是老人、病人、产妇常用的滋补品。给病后的孩子吃，可以滋阴养血，调养体质，帮助病后脾胃功能较弱的孩子恢复体力。

小米最常见的吃法就是做成小米粥和二米饭。所谓二米饭，是将小米与大米按一定比例混合，做成米饭，营养高于白米饭。但是，对于病后的孩子来说，还是喝小米粥比较好。稠稠的小米粥可以直接作为主食，配上菜肴食用；稀稀的小米粥可以作为一餐的补充，有利于增加饱腹感，避免摄入过多高能量的食物。小米也可以与大米、黑米等一起煮粥。我们还可以在小米粥中添加南瓜、红薯、莲子、百合、大枣、红豆等，熬成风味各异的营养粥。

我在这里想提醒大家的是，熬小米粥时上面的一层油，就是米油。这个米油的营养是非常丰富的，里面含有大量脂溶性维生素E。孩子在生病时只要使用了抗生素或者其他药物，胃肠黏膜的损伤就是不可避免的，所以生病时非常容易出现胃肠功能紊乱。假如给孩子喝小米粥油，就可以调节胃肠功能，保护孩子的胃。所以，这层油千万不要撇去。

营养食谱——小米大枣粥

小米能够补血养心，适合脾胃虚弱、身体消瘦者食用。给病后的孩子吃口味清淡的小米粥，有助于孩子消化，还可以补充营养、强身健体，帮他们早日恢复健康。

【原料】小米、大枣、冰糖各适量。

【做法】

1. 如果买的是有核的大枣，先去核，然后洗干净切丁。

2. 小米用清水浸泡2～3小时。小米中有时会含有细小的沙粒，要仔细挑选干净。但是，淘米时不要用手搓，忌长时间浸泡或用热水淘米。

3. 将小米倒入砂锅中，加入清水、大枣丁，大火烧开后转小火。

4.中途搅拌一下，以免粥粘锅，然后放入冰糖，小火煮20分钟即可。

银耳，滋阴润燥的清补佳品

说起银耳，在古时候，它又被称为穷人的燕窝，无论颜色、口感、功效都和燕窝相似，却又不像燕窝那样容易让人上火。大家由此可知它的保健效果如何。

之前我们讲过黑木耳了，银耳也叫白木耳，质量上乘的称作雪耳。古时候的皇家贵族把银耳看作"延年益寿之品""长生不老之良药"，今天它已经以相当低廉的价格进入了寻常百姓家，我们可以经常食用这一"菌中之冠"了。

银耳中含有17种氨基酸，能提供人体所必需的氨基酸中的3/4；还含有多种矿物质，如钙、磷、铁、钾、钠、镁、硫等，其中钙、铁的含量很高，在每100g银耳中，含钙643mg，铁30.4mg。此外，银耳中还含有海藻糖、戊聚糖、甘露醇等肝糖，营养价值非常高。

用中医的说法，银耳具有强精、补肾、润肠、益胃、补气、和血、强心、补脑、提神、美容、延年益寿的功效。那么，孩子也可以吃银耳吗？答案是可以的。银耳所含的银耳多糖，有增强人体免疫力、增强白细胞的吞噬能力、兴奋造血机能等作用。银耳能使溶菌酶的活力显著提高，提高杀菌功能。因此，常吃银耳，不仅能补充多种营养，还能增强孩子的免疫力，起到抗病强身的作用，在病后食用是非常合适的。

被称为"素中之宝"的银耳，能够滋阴润肺生津、降血脂，而且容易消化，所以是清补的滋养食品。加上冰糖熬水炖服，是孩子理想的滋阴润肺佳品，可以用来调理孩子秋季肺燥干咳。但是，腹泻的孩子最好不要吃，以免加重病情。

另外，孩子咳嗽的时候，也可以吃银耳化痰。把干银耳先用水泡一两小时，换水，煮沸3分钟，再用小火炖半小时以上，煮到很软或成黏稠状就可以了。吃时冷热均可，稍加冰糖，孩子更容易接受，每天3～4次，每次一小碗，就可以很好地润肺。对于咳嗽刚好的孩子，也能起到很好的润肺作用。

但是，要想充分发挥银耳的保健功效，银耳的质量非常重要。不同质量的银耳，感官差异和营养价值相差是非常大的。优质的银耳比较干燥，色泽也偏洁白，肉相对厚，而且花朵齐全完整，有圆形的伞盖，直径一般都在3cm以上。最重要的是，没有蒂头，也不含杂质。而普通的银耳就差一些了，直径一般在8～12cm，颜色虽然也白，但是白色中略带米黄色，看上去虽然也是完整的一朵，肉却略薄。较差的银耳直径一般都在1.3cm以下，白色中带着米黄色，摸起来不觉得干燥，肉也十分薄，有时候还带有斑点，蒂头杂质也相对多，形状不完整，不成朵。

吃银耳的时候，我们应该先用开水泡发，然后去掉未发开的部分，特别是那些呈淡黄色的部分。但是，当银耳用于滋补方剂时，要先用冷水泡发，再用水熬煮，冰糖要最后放，早放冰糖银耳不容易煮烂。而且，银耳羹最好现煮现吃，不要隔夜。

银耳一次不要吃太多，否则容易引起腹胀。给孩子尤其是幼儿吃的时候，银耳一定要煮烂了再给他们吃，否则会不好消化。

营养食谱——银耳莲子羹

银耳含有丰富的胶质、多种维生素、矿物质、氨基酸等营养元素，其味甘性平，具有滋阴润肺的功效。和莲子、大枣同煮，能够清肺热、益脾胃、养气血。

【原料】干银耳、莲子各30g，大枣5个，冰糖适量。

【做法】

1. 银耳洗净，泡水两小时，去蒂，撕成小片。莲子、大枣洗净。

2. 锅中倒入4～5碗水，所有材料同放入锅中。熬煮两小时到所有原料熟烂。

3. 加入冰糖调味。

豆腐，益气补虚又增强体质

病后不适合吃高蛋白食物，可豆腐就是不折不扣的高蛋白食物。那么，我们为什么要在这里讲豆腐呢？因为虽然病后不适合吃不易消化的高蛋白食物，但是，我们的身体需要保证摄入足够的蛋白质，同时，还要摄入一些淀粉类的物质。蛋白质和淀粉是产生能量，使皮肤、肌肉和骨头新生的重要物质，还能够帮助患者增强体质、刺激循环系统，使机体的修复功能得以正常运转。豆腐虽然是高蛋白食物，但是比较好消化，所以可以吃一些。

豆浆有一种美称叫"植物奶"，而豆腐也有一种相应的称呼叫"植物肉"，显然这是因为它营养丰富如含有高氨基酸和蛋白质等使它享有如此美誉。而且，它比肉更好的地方在于，豆腐脂肪的78%是不饱和脂肪酸并且不含胆固醇，更加健康。

豆腐价格便宜，营养极高，含铁、镁、钾、烟酸、铜、钙、锌、磷、叶酸、维生素B_1、卵磷脂和维生素B_6。每100g结实的豆腐中，水分占69.8%，含蛋白质15.7g、脂肪8.6g、糖类4.3g和纤维0.1g，能提供611.2kJ的热量。早在营养学给出这些数据之前，豆腐就是我国长久以来食药兼备的美食。中医认为，豆腐味甘性凉，具有益气和中、生津解毒的功效，有长肌肤、益容颜、填骨髓、增力气、补体虚等多方面的功能。常食可补中益气、清热润燥、生津止渴、清洁肠胃。更适于热性体质、口臭口渴、肠胃不清、热病后调养者食用。关键是，豆腐还特别好消化，吸收率高达95%以上。所以，老人和孩子，以及体质比较虚弱的人，更应该多吃点豆腐来增强自身免疫力。

由于豆腐质地柔软，所以即便是牙齿发育未全的孩子也可以放心吃。给孩子吃豆腐，不仅可以补充蛋白质，提高身体免疫力，还有助于帮孩子补充钙质，促进骨骼健康发育，有利于孩子的生长。由于豆腐还含有丰富的矿物质、维生素等，所以有利于维持孩子基础代谢正常，促进孩子的肠胃消化，保护肠胃功能，促进血液流通等，保健功效实在不少。

需要注意的是，豆腐本身的颜色是略带点微黄色，如果色泽过于死白，有可能添加了漂白剂，是不宜选购的。此外，豆腐是高蛋白质的食品，很容易变坏，尤其是自由市场卖的板豆腐更应多加留意。盒装豆腐需要冷藏，所以需要到有良好冷藏设备的场所选购。若盒装豆腐的包装有凸起，里面豆腐混浊、水泡多且大，就说明已经有质量问题了。而没有包装的豆腐很容易腐坏，买回家后，应该立刻浸泡于水中，并且放入冰箱冷藏，烹制前再取出，取出到制作不要超过4小时，最好是现买现吃。

另外，大家熟悉的小葱拌豆腐以及菠菜豆腐汤在吃的时候是有讲究的，因为小葱和菠菜中的草酸，容易与豆腐中的钙结合成难以溶解的草酸钙，影响人体对钙的吸收，长期食用容易导致结石。不过，只要我们把小葱和菠菜先在开水中焯一下，捞出来后再跟豆腐一起烹制就可以了。

营养食谱——奶香豆腐

孩子吃豆腐可以补充精力，提高免疫力。这道奶香豆腐颜色漂亮，不仅软嫩适口，口感香甜，增进孩子的食欲，而且营养丰富，还能很好地补钙。

【原料】豆腐1块，牛奶25g，胡萝卜10g，植物油、淀粉、鲜汤、豌豆粒各适量。

【做法】

1. 将胡萝卜切成丁。

2. 将豆腐放入沸水锅内烫透，捞出过凉，切成小块。

3. 将炒锅置火上烧热，放入植物油，油热，下豆腐块，煎至呈黄色时，添入牛奶和鲜汤，烧沸后转小火加盖慢煮，至水乳交融，奶香四溢时转旺火，加入烫过的胡萝卜丁、豌豆粒，用锅铲推匀后，用淀粉勾薄芡，盛入盘内即可。

山药，补益脾胃的第一良药

山药是一种非常常见的营养保健食物，基本上什么人都可以吃。由于其独特的滋阴补肾益精的功效，特别适合病后虚弱患者、慢性肾炎患者食用。

在我国历史上，历代医者都给予了山药"理虚之要药"的美誉。明代名医李时珍说山药"益肾气，健脾胃"，《景岳全书》也有记载"山药，能健脾补虚，滋精固肾，治诸虚百损，疗五劳七伤"。《本草求真》中说山药"入滋阴药中宜生用，入补脾肺药宜炒黄用""本属食物，……气虽温而却平，为补脾肺之阴。是以能润皮毛，长肌肉，……味甘兼咸，又能益肾强阴"。中医认为山药适宜长期食用，是补脾第一良药。

现代营养学认为，山药中富含蛋白质、维生素、微量元素等营养成分，同时，还含有丰富的胆碱、皂苷等。其中重要的营养成分皂苷是合成女性激素的先驱物质，有滋阴补阳、增强新陈代谢的功效，还能止咳化痰、消炎；而新鲜块茎中含有的多糖蛋白成分的黏液质、消化酵素等，可预防心血管脂肪沉积，有助于胃肠的消化和吸收。

除了补中益气外，由于鲜山药富含多种维生素、氨基酸和矿物质，它还可以防治人体脂质代谢异常以及动脉硬化，对维护胰岛素正常功能也有一定的作用，有增强人体免疫力、益心安神、宁咳定喘、延缓衰老等保健作用。

要论药效，还得数铁棍山药，它的营养价值和药用价值是普通山药所不能比的。山药的吃法有很多，我们可以把山药炒食、蒸食，也可以与大米、小米、大枣一起煮粥食用。给病后的孩子吃时，不宜口味过重，喝粥比较好。如果是给婴幼儿吃，可以把山药制成山药泥少量食用。

山药是高淀粉食物，其糖类虽然可以给孩子补充身体所需的能量，但要适量。因为吃山药原本就很容易有饱腹感觉，如果吃多了，会引起胀气。

另外，在烹制山药的时候要注意，山药切片后需立即浸泡在盐水中，以防止氧化发黑。新鲜山药切开时会有黏液，极易滑刀伤手，可以先用清水加入少许醋洗，这样可减少黏液。而且新鲜山药切开时黏液中的植物碱成分容易使皮肤奇痒难忍，如果不慎粘到手上，可以先用清水加少许醋洗。再用加热的方法促使它分解，如用火烤或用稍热的水淋洗。千万不要抓挠，否则抓到哪里痒到哪里。我们在处理山药的时候，还是应该尽量避免直接接触，以免过敏。另外，山药属于茎块类食物，发芽的山药跟发芽的土豆一样不能食用，以免中毒。

营养食谱——山药药膳汤

鸽子肉可以治疗肾精不足引起的身体虚弱，而山药、玉竹和麦冬合用，能起到滋养肺阴的作用，所以这道汤特别适合大病后的患者食用。

【原料】山药5g，玉竹10g，麦冬10g，枸杞子5g，鸽子1只，盐适量。

【做法】

1. 山药洗净，切成块；玉竹、麦冬、枸杞子洗净；将切成块汆过的鸽子肉放入锅中煎炒，然后加入高汤或开水。

2. 煮沸后，将鸽子肉块捞至汤罐中，再把洗净的药料放入锅中，小火煮9分钟。

3. 出锅前加入盐即可。

第八章
不同体质的孩子应该怎样吃

    中医把人的体质大体上分为九类，分别是平和体质、阴虚体质、阳虚体质、气虚体质、血瘀体质、痰湿体质、气郁体质、湿热体质、特禀体质。需要注意的是，每个人的体质并非只能有一种，比如，一个人可以是痰湿气郁体质，兼有痰湿和气郁两种体质的特点。除了第一种平和体质外，其他八种都处于亚健康状态。中医在辨证施治的时候，会根据我们的体质进行治疗。平时我们在给孩子补充营养时，也应该根据孩子的体质，在保证营养均衡的基础上，有针对性地选择适合他们吃的食物。

平和体质，食物种类要多样化

    平和体质是最好的一种体质了。这类体质的孩子身体比较结实，身上的肉捏起来较为紧实，与相同身高、体型的孩子相比，体重较重，各种营养素沉积到骨骼、肌肉的比例比较高；面色比较红润，眼神灵活，嘴唇红润；精力旺盛，声音饱满，活泼好动。而且，嘴巴也很壮，在吃东西上家长几乎从来不用操太多心，免疫力比较强，很少生病。即使生病了，比如感冒发热，恢复起来也非常快。简而言之，就是"身体倍儿棒，吃嘛嘛香"。

看到这里，谁都想让自己的孩子拥有平和体质，那么，我们现在就来看看你的孩子是不是这么幸运。

孩子是否经常精力充沛？

孩子是否经常面色红润、目光有神？

孩子是否经常食欲很好？

孩子是否经常睡眠很好？

孩子是否经常二便正常？

如果以上5个问题的答案都是"是"，那么恭喜你，你的孩子属于平和体质。对于这种孩子，饮食调养的原则是：各类食物都要吃，不偏食挑食，不过饥过饱，注意饮食清淡、营养。我们可以参考《中国居民膳食指南》的建议，给孩子合理安排膳食。

在这个建议中，营养学家为我们规定了各种食物的每天摄入量，用膳食宝塔表示可以分成6层：饮水居于底层，每人每天饮水1500～1700mL；谷薯类食物位居第5层，每人每天应吃200～300g谷类、50～100g薯类；蔬菜和水果占据第4层，每天分别应吃300～500g和200～350g；动物性食物位于第3层，每天应吃120～200g（每周至少吃2次水产品，每天一个鸡蛋）；奶及奶制品、大豆及坚果类食物合占第2

层，每天应吃奶及奶制品300～500g，大豆及坚果类25～35g；第1层塔尖是盐、油类，盐每天摄入不超过5g，油25～30g。

这个建议是针对健康成年人给出的平均数值，对于孩子，我们可以根据年龄、体重等适当做出调整。一般来说，我会建议大家注意以下几点。

1. 主食不能不吃

每个成年人每天应该摄入200～300g的谷类、50～100g的薯类。很多妈妈为了减肥不吃主食，这样不利于营养均衡，尤其不能让正在长身体的孩子跟你一样不吃主食。膳食中大约一半的热量是由糖类提供的。饮食中糖类来源有以下四类：谷类、薯类、蔬菜类、奶制品。全麦面粉和其他谷类、豆类、块茎类（如土豆）植物等，含有多种维生素、微量元素和食物纤维，这些物质对身体健康都是十分重要的。而那些富含精制糖的食物，比如含糖的饮料，却仅含极少的必需营养物质。所以，我们选择主食时，应选择那些加工较少的食物。

2. 限制动物性脂肪的摄入

我们日常所吃食物中的脂肪，按照化学结构可以分为饱和脂肪及不饱和脂肪。饱和脂肪大多来自动物性食品，在室温下通常呈固体状，肉类和奶制品中含量十分丰富。不饱和脂肪在室温下通常为液体状，主要存在于蔬菜或植物油中。我们要限制高脂食物特别是动物性脂肪的摄入量，选择适量的植物油，可以避免孩子以后出现"三高"等富贵病。

3. 适当多吃点蔬菜和水果

已经上学的孩子，很有可能会出现水果和蔬菜摄入分量不足的现象，所以我们需要注意孩子每天所吃蔬果的分量，可以适当地给他们吃应季的新鲜蔬菜、水果。需要注意的是，蔬菜、水果的多样性是关键，假如孩子能够常年坚持每天吃5种或5种以上的蔬菜、水果，对他们的健康是非常有利的。

4.限制红肉，多吃鱼肉

平和体质的孩子一般都嘴壮，来者不拒。这就要求父母注意孩子每天所吃红肉的分量。红肉是指牛肉、羊肉、猪肉或由这些肉加工成的食品。如果成年人每日摄入红肉量超过90g，可能会增加患结肠癌和直肠癌的危险。对孩子来说，摄入红肉的量还要更少一点。最好的选择是吃鱼、禽肉以替代红肉，因为吃鱼肉比吃红肉更有益健康，大家可以尝试每周给孩子吃2~3次鱼肉。

总之，对于平和体质的孩子来说，健康饮食的关键在于食物种类多样化，不要让孩子长期只吃某些特定种类的食物。多吃各种五谷杂粮、蔬菜瓜果，少吃油腻辛辣之物，让自己的平和体质得以保持，这样才能拥有长久的健康。

营养食谱——山药芝麻糊

平和体质的饮食调养关键在于膳食平衡，谷类、瓜果、禽肉、蔬菜兼顾，不可偏废。这款山药芝麻糊可以理气健脾、补益气血，适合长期服用。

【原料】山药15g，黑芝麻、冰糖各120g，玫瑰酱6g，鲜牛奶200mL，粳米60g。

【做法】

1. 粳米洗净，浸泡1小时，捞出。

2. 山药洗净，去皮，切成小粒。

3. 黑芝麻炒香。

4. 把粳米、山药粒、黑芝麻放入搅拌机，加入清水和鲜牛奶打成糊。

5. 锅中加入清水、冰糖烧沸，将芝麻糊倒入锅内，放入玫瑰酱不断搅拌，煮熟即可。

阴虚体质，生津养阴宜清补

"阴虚"和"阳虚"都是中医上的术语，大家可能并不陌生，但是，很多人对它们的内涵不明就里。根据我们传统的阴阳观念，一般来说，凡是运动的、外向的、上升的、温热的、明亮的，都属于阳；静止的、内守的、下降的、寒冷的、晦暗的，都属于阴。简单来说，中医说的"阳虚"，指功能虚了，也就是脏腑的功能比较弱；而阴虚，指物质虚了，也就是精血比较少。

假如一个人是阴虚体质，那么，他会因为阴液不足，不能滋润、不能制阳而出现口燥咽干、手足心热等一系列虚热症状。具体表现为平时很容易口燥咽干，喜欢冷饮，面色潮红、有烘热感，经常感到手足心发热。眼睛干涩，视物昏花，眩晕耳鸣，容易失眠。皮肤偏干、易生皱纹。小便短涩，大便干燥。唇红微干，舌红少津少苔。性情急躁，外向好动。体形偏瘦，耐冬不耐夏，对暑、热、燥邪适应能力特别差。

下面有几个问题可以帮助我们判断自己的孩子是不是阴虚体质。

孩子是否常感到手足心发热？

孩子是否常上火或感到口燥咽干？

孩子是否常便秘或大便干燥？

孩子是否盗汗、自汗或活动后易出汗？

孩子面颊潮红或偏红吗？

如果以上5个问题的答案多数是"是"，那么，你的孩子属于阴虚体质。既然是阴虚体质，自然应该滋阴了。在日常饮食中，阴虚体质的孩子应当多吃一些生津养阴的清补类食物，以达到滋阴潜阳的目的。适合阴虚体质孩子吃的甘凉滋润类食物包括糯米、山药、百合、芝麻、绿豆、黑豆等。一般来说，滋阴的食品多酸甘、性寒凉。

很多清稀、稍微黏稠、味道酸甜的液体，也具有滋阴的功效，比如，各种果汁、茶饮、羹汤、米酒、蜜膏、粥等。所以，平时多喝一些沙参粥、百合粥、枸杞子粥、桑葚粥、山药粥等，都是不错的选择。当然，这里的果汁应该是纯果汁，而不是添加了很多糖分的饮料。

需要注意的是，过于滋阴的食物常常有碍脾胃的运化，从而出现便溏的症状。因此，滋阴不应该太过，应该注意健脾益胃，这样才能更好地吸收。

由于阴虚体质的人不应该再用火大的食物消耗津液，所以阴虚体质的孩子应该忌食辛辣刺激性食物，忌食温热香燥、煎炸爆炒以及脂肪、糖分含量过高的食品，包括狗肉、羊肉、雀肉、海龙等。

我们说某些食物对某些体质不利不代表不能吃，只要注意少吃就好了。有些食物对改善体质有益，可以在日常饮食中适当增加一些分量，但这绝对不意味着让我们挑食偏食、饮食单一化。最健康的饮食应该是科学搭配、合理膳食，然后在此基础上根据个人体质稍微做出调整。

营养食谱——银耳五果羹

苹果、梨、橙子、草莓、猕猴桃都是可以滋阴的水果，银耳更是能很好地滋阴润燥，这道羹汤不仅色彩鲜艳，更能滋阴养颜、清热化痰、健脾益胃。

【原料】银耳1把、苹果1个、香梨1个、橙子1个、草莓1个、猕猴桃1个、冰糖适量。

【做法】

1. 银耳泡发，洗净，撕成小片备用。

2. 苹果、香梨、草莓洗净，猕猴桃、橙子去皮，以上食材均切成大小均匀的丁备用。

3. 汤锅内放入适量的清水，将撕成小片的银耳放在锅里，大火烧开至有浮沫漂起时，用勺子将浮沫撇除干净。

4. 转中小火继续熬煮，其间用勺子朝一个方向搅动几次，煮至银耳出胶状，汤汁浓稠时，将切好的苹果丁放入锅中，接着放入香梨丁。

　　5. 将冰糖放入锅中，煮至约3分钟。放入切好的猕猴桃丁、草莓丁，然后将橙子丁也一起放入锅中，煮至锅开即可关火。

阳虚体质，多吃温阳食物少生冷

　　与总是手足心发热的阴虚体质相反，阳虚体质的人总是手足发凉。他们的典型特征是阳气不足，有畏寒怕冷、手足冰凉等虚寒表现。具体特征还有：肌肉松软不健壮，平时特别怕冷，总是手脚发凉，喜欢热的饮食，不敢吃凉的东西。精神不振，毛发易落，小便清长，大便稀溏。舌淡胖嫩，边有齿痕、苔润。性格多沉静，内向。耐夏不耐冬，易感风、寒、湿邪。

　　下面这些问题可以帮你判断孩子是不是阳虚体质。

　　孩子经常感觉手足发凉吗？

　　孩子经常感到怕冷、衣服比别人穿得多吗？

　　孩子是否比别人更容易感冒？

　　孩子吃（喝）凉的东西会感到不舒服或腹泻吗？

　　孩子是否经常凌晨拉肚子？

　　孩子是否经常感觉腰酸腿软？

　　孩子是否经常感觉食欲不好？

　　如果以上七个问题的答案多数是"是"，那么，你的孩子属于阳虚体质。阳虚的人缺乏阳气，而阳气对维持人体各项功能活动正常有着十分重要的作用，人体若失去了阳气，体内就失去了新陈代谢的活力，不能供给能量和热量，难以抵御恶劣气候对人体的影响，免疫功能低下，容易感冒或发生其他疾病，反复不愈。所以，阳虚的孩子不仅怕冷，而且比较容易生病，所以日常饮食更要注意调养。

阳虚体质的人往往脾胃之气较弱，稍有不调就很容易出现消化系统疾病。所以，饮食调养应以温胃健脾为主，温热的食物可以去寒气，清淡的食物可以护脾胃。脾胃功能好，营养物质得到吸收，身体的能量才能充足。

适合阳虚孩子吃的食物，主要以甘温益气为主，比如，牛肉、羊肉等。

阳虚体质的孩子除了生冷寒凉的食物外，他们也不适合吃苦寒黏腻的食物，即使在盛夏也不要过食寒凉，比如，田螺、螃蟹、西瓜、黄瓜、苦瓜、冬瓜、芹菜、绿豆、蚕豆、藕、绿茶以及一切冷饮等，都是阳虚体质的孩子应该少吃的。

除了饮食外，日常起居中，阳虚体质的孩子还要注意冬天多避寒就温，春夏多培补阳气，多晒晒太阳。夏天不要在室外露宿，睡觉的时候不要让电风扇对着孩子直接吹。开空调的时候，室内外温差不要过大，而且要避免在树荫、水亭及过堂风大的过道久停，注重足下、背部及丹田部位的保暖。另外，动则生阳，虽然阳虚体质的孩子往往不爱动，可是我们还是要尽量督促他们进行适当的运动。

营养食谱——桂花莲子羹

五香羊肉、鹿茸炖羊腰这类补气血，壮元阳，益精髓，强筋骨的食物不好消化，所以不是特别适合年幼的孩子。我们可以给孩子吃一些韭菜炒虾仁以及桂花莲子羹之类温中散寒又暖胃的食物。

【原料】桂花3g（糖腌），莲子50g，红糖1勺。

【做法】

1.莲子洗净，去心，用清水泡透。

2.锅中加入水放入莲子，大火煮沸后转小火煮至熟烂，放入桂花和红糖，煮沸即可。

气虚体质，益气健脾是关键

中医所说的"气"要把它说清楚还真不容易，简单来说，人体中有很多种气，五脏六腑中都有气，主要是由肾中的精气、脾胃吸收运化水谷之气、肺吸入的清气共同结合而成的，是人体最基本的物质之一。而气虚，就是身体中的正气亏损、元气不足导致的一系列症状。

气虚最典型的表现就是元气不足，容易疲乏气短、经常出虚汗。其他用来辨识气虚体质的特征还包括：肌肉松软不健壮，平时气短懒言，说话没劲。目光少神，容易疲乏，容易呼吸短促。容易出汗，而且经常出虚汗。口淡，唇色少华，毛发不华，头晕健忘。舌淡红，舌体胖大，边有齿痕，脉象虚缓。由于不耐受风、寒、暑、湿邪，所以气虚的人容易感冒，生病后抗病能力弱，而且难以痊愈。

下面这些问题可以帮助我们判断孩子是不是气虚体质。

孩子是否容易疲乏？

孩子是否容易呼吸短促，接不上气？

孩子是否自汗或稍微活动就容易出汗？

孩子是否比别人容易患感冒？

孩子是否喜欢安静、懒得说话？

孩子是否经常说话声音低微、无力？

孩子是否经常感觉食欲不好？

如果以上7个问题的答案多数是"是"，那么，你的孩子属于气虚体质。对于气虚体质的孩子，我们需要做的就是补气。日常生活中，多吃一些有利于补气、健脾胃的食材，这样身体才能够更加健康。肉类食物中，鱼肉、猪肉、牛肉、鸡肉等都是非常不错的选择。豆类食物中，黄豆、黑豆、红豆等也能够促进身体健康。蔬菜方面，可以适量地多吃一些茼蒿、菜花、油菜、菠菜和卷心菜等。水果方面，则是要多吃一些葡萄、草莓、樱桃、荔枝、龙眼和番石榴等，这些都非常适合气虚体质的人。

总的来说，益气健脾的食物都是气虚体质的人适合吃的，比如，糯米、粟米、玉米等。这里尤其向大家推荐粳米、大枣、花生、牛肉、鸡肉等，它们益气补虚的食疗效果尤其显著。

至于气虚体质的人不适合吃的食物，除了耗气食物如生萝卜，以及一些过于寒凉或还没有成熟的食物，还应该忌吃油腻厚味、辛辣食物。因为辛辣的食物在进入身体后会损害身体中的正气，导致精气受到损耗。此外，西瓜、香瓜、水梨、柚子等也不适合气虚体质的人吃。

除了饮食，对于气虚体质的孩子，我们也要注意避免让他们情绪波动太大。儿童很容易因为外界的各种刺激引起情绪波动，如果严重，会造成消化系统障碍。所以，为了孩子的身体健康，我们要注意避免惊吓到孩子。

营养食谱——金沙玉米粥

党参黄芪粥、鸡肉紫米粥、羊肉菠菜汤、鹿肉粟米粥、清蒸洋参鸡、黄芪橘皮鸭、洋参炖银耳等益气健脾的食物，都适合气虚体质的人食用。但是，有一些大补的食物，如人参、燕窝等，不一定适合所有的孩子食用，所以我们可以给孩子选择一些温和补气的食物，比如，山药桂圆粥、茯苓粥等，以及这道金沙玉米粥，可以暖胃补气血，对气虚体弱者起到强身健体的作用。

【原料】玉米粒100g左右，糯米100mL（用量杯），桂花（糖腌）、红糖各适量。

【做法】

1.先将玉米粒和糯米洗干净，然后用清水浸泡两小时。

2.将浸泡好的玉米粒和糯米放入锅里，加入适量的水，用大火煮开，然后改用小火煮至软透。

3. 放入桂花，等到花香渗入粥里的时候，再放入红糖，煮5分钟左右即可。

血瘀体质，重在疏肝理气、活血化瘀

"血瘀"是血液运行不顺畅、有所淤积的意思。血瘀体质的人特点是肤色晦暗、舌质紫暗，在皮肤上反映得比较明显。

一般来说，血瘀体质的人胖瘦都有，以瘦人居多，面色灰暗或色素沉着，皮肤常在不知不觉间出现瘀斑。而且，皮肤常常干燥，粗糙，刷牙时牙龈容易出血。眼睛常有红血丝，常常出现疼痛，容易烦躁、健忘、性情急躁。女性多见痛经、闭经，或经血中多凝血块、或经血紫黑有块，舌质暗有点、片状瘀斑，舌下静脉曲张，脉象细涩或结代。比较怕冷，不耐受寒邪。

下面这些问题可以帮助我们判断孩子是否属于血瘀体质。

孩子是否身体轻轻一碰就青一片，常常在不知道的情况下看见他身上青一块紫一块的？

孩子漱口时牙龈是否经常会出血？

孩子是否口唇颜色偏暗、舌下静脉发紫？

孩子是否经常面色晦暗、目光无神？

孩子是否经常食欲不好？

孩子是否经常睡眠不好？

孩子是否经常精力不充沛？

孩子是否一直二便不正常？

对于血瘀体质的孩子，采用活血化瘀的治法。

日常主食可以选择玉米、粳米、小麦、糯米、小米、黑豆、黄豆。果品类可以选择山楂、橙子、柚子、桃子、李子、金橘、杧果、木瓜等。蔬菜类中，性温活血的有韭菜、洋葱、大蒜、桂皮、生姜（以上适合冬季食用），性凉活血的有生藕、黑木耳、海带、紫菜、油菜、白萝卜、胡萝卜、竹笋、紫皮茄子、菇类、魔芋（以上适合夏天吃）等。其中韭菜特别适合瘀血体质（冬季）或阳虚间夹瘀血体质的人吃。但是，如果吃后出现眼屎增多、视物模糊，就说明吃得太多，或者不合时宜（晚上或者春夏）。另外，蘑菇类食物养肝护肝，也很适合瘀血体质。至于肉类食品，血瘀体质的人应该少吃，特别要少吃肥猪肉。如果要吃，可以选择水产类的螃蟹、海参、海蜇。螃蟹主要用于消散外伤后遗留的瘀血，海参对于血瘀体质造成的形体干枯、皮肤干燥者效果不错。

此外，红糖、醋、玫瑰花、茉莉花、桃仁、红花、益母草、绿茶等等，也非常适合血瘀体质。

不适合血瘀体质的人食用的食物，比如，生涩、寒凉、冰冻的食物，以及肥甘厚味、过辣、过于刺激性的食物和饮料、咖啡、浓茶。还包括乌梅、苦瓜、番茄、李子、石榴、花生米、蛋黄、虾、猪头肉、奶酪等。这些食物都是会影响一个人的血液循环的，日常生活中要少吃或者不吃。

中医认为，"瘀血不去，新血不生"，所以对于血瘀体质的人来说，最重要的就是保持血液的顺畅，才能有新血进入，身体才会充满活力。除了在饮食上多加注意外，我们还要注意在精神上调养，培养乐观的心态。精神愉快气血自然和畅流通，有利于血瘀体质的改善。反之，苦闷、忧郁会加重血瘀倾向。所以，保持心情舒畅、精神愉悦，对血瘀体质来说是很重要的。

营养食谱——山楂粥

可食用黑豆川芎粥、田七煲鸡肉等行气解郁的食物，也可以喝一些玫瑰花茶、茉莉花茶等。这里推荐一款山楂粥，味道酸酸甜甜比较开胃，也很容易消化，可以活血散瘀，适合经常给孩子吃。

【原料】山楂30~40g，粳米100g，红糖10g，大枣8颗，水适量。

【做法】

1. 粳米洗净沥干，山楂、大枣冲洗干净。

2. 锅中加入水煮开，放入山楂、大枣、粳米继续煮至水开时稍微搅拌，改中小火熬煮30分钟，加入红糖煮溶即可。如果没有新鲜山楂，可以换作山楂糕。

痰湿体质，化痰利湿，饮食要节制

作为一个中医学术语，"痰湿"中的"痰"并不是我们吐的痰，而是人体津液的异常积留，是病理性的产物。而"湿"分为内湿和外湿，外湿是指空气潮湿、环境潮湿，比如，淋雨、居处环境潮湿等，外在湿气会侵犯人体而致病；内湿是指消化系统运作失宜，对水在体内的流动失控，以致津液停聚，或者因为饮水过多，或因饮酒、喝生冷饮料，而使体内津液聚停而形成内湿。所以，这种体质的人，大多伴有脾胃功能失调、内分泌失调等症状。

痰湿体质的人最典型的表现就是体形比较胖、皮肤油腻。他们的腹部大都松软肥胖；面部皮肤油脂较多，多汗而且黏；胸闷，痰多，口黏腻或甜，身重不爽；面色淡黄或暗，眼胞微浮，容易困倦；大便正常或不实，小便不多或微混；舌体胖大，舌苔白腻，脉滑。对梅雨季节及湿重环境的适应能力差。

下面这些问题可以帮你判断孩子是不是痰湿体质。

孩子体形偏胖吗？

孩子是否经常感到胸闷或腹部胀满、四肢沉重？

孩子是否常有额头油脂分泌多的现象？

孩子是否经常出汗，汗后感觉发黏？

孩子是否常感觉嘴里有黏黏或甜的感觉？

孩子是否平时痰多，特别在咽喉部总感到痰堵？

孩子的腹部是否摸起来肥满松软?

近年来,痰湿体质的人越来越多了,一方面,与先天遗传有关。另一方面,也和现代人的生活习惯有很大关系,主要有两方面原因:一是饮食结构不合理或进食过多,例如,喜欢吃肥腻、甜食或煎炸食品,不吃或少吃蔬菜、粗粮,食量较大,晚餐过于丰盛导致营养过剩,口味偏咸;二是缺少运动,运动能促进新陈代谢,然而,由于交通工具的发达及高楼大厦的兴建,人们的运动量已经明显减少,这都会影响体内废物的排泄,形成痰湿体质。

对于痰湿体质的孩子来说,日常饮食一定要清淡,吃有助于健脾、化痰、利湿的食物,如粳米、糯米、燕麦、荞麦等。

至于不适合痰湿体质的食物,主要是甜、黏、油腻的食物如肥肉、糕点、糖果等。因为,中医认为"酸甘化阴",阴就是津液,痰湿体质本来就是津液多,再吃一些酸性和甜的东西,如醋,痰湿会更加严重,比如山楂,痰湿重的人吃多了山楂,不仅不能降血脂,反而还会伤脾胃,加重痰湿。所以,他们不适合吃太多酸性和甜的东西,还要少喝含糖量高的饮料。另外,寒凉、生涩的食物如鳖、燕窝等都要少吃。

除此以外,还应该限制食量和盐的摄入。别看痰湿体质的孩子嘴壮胃口好,但是脾胃运化能力弱也消化不了。所以一定要少吃,不要吃撑了,因为吃进去也消化不了,都在体内形成了垃圾,会加重痰湿体质。

营养食谱——薏米冬瓜仁茶

　　痰湿体质的人饮食宜清淡，鲤鱼汤、四仁扁豆粥、薏米蒸鲤鱼、荷叶莲藕炒豆芽、车前草绿豆茶等能够清肺化痰、健脾化湿、益肾利水的食物都比较适宜。这里给孩子推荐一款薏米冬瓜仁茶，可以消除水肿，适合长期饮用。

【原料】薏米30g，冬瓜仁30g，冰糖适量。

【做法】

1. 薏米洗净，凉水浸泡半小时。

2. 冬瓜仁洗净，沥干备用。

3. 锅中加入水烧至沸腾，将薏米、冬瓜仁放入，待薏米煮烂后，加入冰糖稍煮片刻，过滤饮用即可。

气郁体质，疏肝理气，针对肝脏调养

　　要是给气郁体质选一个形象代言人，一定非林妹妹莫属。因为气郁体质的典型特征就是容易闷闷不乐、胸胁胀满。所谓"气郁"，其实是"肝气郁结"。一般认为，气郁和人的性格有关，有的人平素性情急躁易怒，易激动；有的人经常郁郁寡欢，疑神疑鬼；有些人由于个人欲望得不到实现，长期忧愁、郁闷、焦虑等，有了心事也不愿意讲出来，自己也不能化解，时间一长，堵在心里的怨气越来越多，就觉得心烦胸闷,气机运行不畅。中医认为,人体"气"的运行主要靠肝的调节,气郁主要表现在肝经所经过的部位气机不畅,所以又叫作"肝气郁结",简称"气郁"。

气郁体质的人一般体形比较瘦,对精神刺激适应能力较差,平常看起来比较忧郁、多愁善感、脆弱、敏感多疑;经常闷闷不乐、无缘无故地叹气,容易心慌失眠;胸胁胀满,或走窜疼痛,或嗳气呃逆,或咽间有异物感,或乳房胀痛,睡眠较差,大便多干,舌淡红、苔薄白、脉象弦细。不适应阴雨天气,常常在阴天感到抑郁,情绪波动很大。

下面这些问题可以帮我们判断孩子是不是气郁体质。

孩子是否常常感到闷闷不乐、喜欢叹气?

孩子是否常多愁善感、焦虑不安?

孩子是否经常喉部有异物,吐咽不下?

孩子是否常感到害怕或受到惊吓?

孩子是否常感到肋部或胸部疼痛?

中医认为,气郁的人一般是因为肝脏的血气不足所致,而且还有气血流通不畅的现象,所以要好好地养气活血。饮食上要针对肝脏调养,让肝气舒展。所以,平时适合吃一些具有行气、解郁、消食、醒神等作用的食物,比如,大麦、荞麦、高粱、刀豆、蘑菇等。

气郁体质的人需要少吃的食物,包括收敛酸涩之物,比如,乌梅、南瓜、泡菜、石榴、青梅、杨梅、草莓、阳桃、酸枣、李子、柠檬等;也不能多吃冰冷的食物,比如,雪糕、冰激凌、冰饮料等。忌食温燥、油腻的食物,比如,蛋黄、肥肉、奶酪等。而且,由于气郁体质的人容易出现睡眠障碍,所以要避免喝茶、咖啡等提神醒脑的饮料。

另外，除了饮食调养，气郁体质的人精神调养也非常重要。由于忧思郁怒、精神苦闷是导致气血郁结的原因所在，所以要尽可能地去主动寻找快乐，享受生活的乐趣，让心胸变得更加开朗豁达。

营养食谱——百合莲子汤

糖渍金橘、橘皮竹茹粥、香苏炒双菇、甘麦大枣粥、胡萝卜陈皮炒肉丝等有助于宽胸理气的食物，都是气郁体质者比较好的选择。这里给孩子们推荐百合莲子汤，既可以理气解郁、安神养心，又能调理脾胃功能，适合长期食用。

【原料】百合（干）100g，莲子（干）75g，冰糖75g。

【做法】

1. 将百合浸泡一夜后，冲洗干净；莲子浸泡4小时，冲洗干净。

2. 将百合、莲子放入清水锅内，大火煮沸后，加入冰糖，改用小火继续煮40分钟即可。

湿热体质，要疏肝利胆、清热祛湿

前面我们讲过了"痰湿体质"，这里讲"湿热体质"，它们的共同点就是"湿"。湿有外湿和内湿的区分，外湿是指气候居住环境的潮湿；而内湿是一种病理产物，常与消化功能有关。中医认为，脾有"运化水湿"的功能，如果体虚消化不良或暴饮暴食，吃过多的油腻、甜食，那么脾就不能正常运化，从而使得"水湿内停"。而且，脾虚的人也容易招来外湿的入侵，两者相互影响，形成恶性循环。

而痰湿和湿热的区别在于，痰湿的主要病症体现在"痰"，痰湿者多身体困重，常有喉咙不爽等症状。而湿热主要病症体现在"热"，所以，湿热体质的人，大多面色潮红、舌质红苔黄腻口中，形体偏胖或苍瘦，脸部和鼻尖总是油光发亮，还容易生粉刺、疮疖。容易口苦口干，身体困倦，心烦懈怠，眼睛红赤。大便黏滞不爽，小便发黄。性格多急躁易怒，对夏末秋初湿热气候较难适应。下面这些问题可以帮我们判断孩子是否属于湿热体质。

孩子是否常生痤疮或疮疖？

孩子是否常感到口苦或嘴里有异味？

孩子是否常大便黏滞不爽或燥结？

孩子是否常小便时有发热感、尿色发黄？

孩子是否常面部或鼻部有油腻感或发光？

对于湿热体质的人来说，饮食一定要清淡，多吃甘寒、甘平的食物。主食方面，可以选择一些富含矿物质的食物，比如，薏米、莲子、茯苓、红小豆、蚕豆、绿豆等。肉食方面可以选择富含蛋白质的食物，比如，鸭肉、鲤鱼、兔肉、鲫鱼、田螺、泥鳅等。蔬菜方面，可以选择富含有机酸、微量元素的食物，比如，冬瓜、丝瓜、葫芦等。苦的东西清热去火，所以推荐湿热体质的人多吃一些苦味的食物，比如，苦瓜、栀子、苦丁茶等。

湿热体质的人应该少吃辛温助热的食物。那些辛辣燥烈、大热大补、肥甘厚腻的食品，比如，奶油、动物内脏、辣椒、生姜、葱、蒜等，还有牛肉、羊肉、燕窝、银耳、菠萝、荔枝、杧果等温热性食物，都不应该多吃。另外，饮料也要少喝，以免助湿生热。还有需要大家注意的是，湿热体质的人不应该喝冰水，应该多喝温热水，温开水最好，可以促进新陈代谢，帮助排出内热。

营养食谱——薏米红豆粥

　　能够清凉泻火和化湿利水的凉拌三皮、腐竹炒苋菜、泥鳅炖豆腐、薏米银菊饮、青龙白虎汤等，都是湿热体质者非常好的食疗选择，这里向大家推荐薏米红豆粥，它是人人皆宜的祛湿佳品，有很好的利水消肿、补心、健脾胃功效。

　　【原料】薏米100g，红豆50g，冰糖适量。

　　【做法】

　　1. 先把红豆和薏米洗干净，红豆大概需要泡2～3小时，薏米泡1小时就可以了。

　　2. 先煮红豆，因为红豆需要煮的时间长一点儿，煮开后，添一些凉水，再煮开后，再添凉水，这样红豆容易开花，也比较香。

　　3. 放入薏米，大火煮开，转小火煮烂，放冰糖调味即可。

特禀体质，提高免疫力，远离变应原

可能是因为环境污染或者食品安全的原因，现如今，特禀体质的人越来越多。特禀体质也叫过敏体质，最典型的特征是容易过敏。像异体蛋白过敏、气喘、过敏性鼻炎、异位性皮肤炎、习惯性便秘等等，都是过敏体质的一种表现。

过敏体质的孩子，在外表上看起来没有明显的表现，只是很容易患哮喘、荨麻疹、花粉症及药物过敏等病症，或者有一些先天生理缺陷。下面这些问题可以帮我们判断孩子是不是特禀体质。

孩子是否常因季节变化或异味等原因咳喘？

孩子是否常常没感冒也鼻塞、流涕、打喷嚏？

孩子是否容易过敏？

孩子的皮肤是否易起风团、风疹块？

孩子是否常因过敏出现紫红色瘀点、瘀斑？

孩子的皮肤是否常一抓就红，并出现抓痕？

过敏体质看起来似乎没什么，但却会给生活带来很大的不便。所以，抗过敏是孩子成长过程中很重要的课程。由于特禀体质的情况比较复杂，日常生活中，我们要根据相关体质特征予以调养。在饮食上，要清淡、均衡，粗细搭配适当，荤素配伍合理，需要避开容易导致过敏的食物。可以适当吃一些补益脾气的食物，这类食物能使身体胃气充足，提高机体免疫力，对过敏情况有一定的改善。

致敏食物是因人而异的。理论上，任何食物都有导致过敏的可能。所以，过敏体质者的饮食调养应做到因时、因地、因人、因病而异，要综合环境、体质和过敏因素，主动摸索适合自己的饮食。

但过敏体质者总的饮食原则还是有的，那就是少吃荞麦、蚕豆、白扁豆、鹅肉、鲤鱼、虾蟹、茄子、浓茶等生冷、辛辣、肥甘油腻的食物和荤腥发物，以及任何容易过敏的食物。下面是一些常见变应原，大家可以注意观察孩子是否对它们过敏。

食物：水产品、花生、鸡蛋、牛奶等含高异体蛋白质食品及辛辣食物。

植物：花粉、芦荟、橘科、桑科、海藻等。

药物：阿司匹林、青霉素、止痛剂、镇静剂、抗生素等。

化学物质：染发剂、杀虫剂、油漆、防腐剂、防晒剂、酒精、香料、人工色素、冷烫剂、橡胶、汽油等。

金属物质：金、银、铜、汞、铅、镍。

其他：动物皮毛、皮件、纤维、蚊虫叮咬。

除了要远离变应原外，特禀体质的人在日常生活中要注意保持情绪平和，切不可急躁恼怒，因为这些不良情绪特别容易影响身体内分泌的水平，使免疫功能失衡。

营养食谱——扁鹊三豆饮

传说这是名医扁鹊给痤疮患者开具的知名药方，3种豆煮熟吃豆喝汤，能增强机体免疫功能，提高抗病能力。一般来说，极少有人对红豆、绿豆、黑豆这些豆子过敏，所以对过敏体质的孩子来说，这是一种比较安全的食物。

【原料】红豆、绿豆、黑豆各50g，冰糖适量。

【做法】

1. 将3种豆洗净，用开水浸泡30~60分钟。

2. 将3种泡好的豆及泡豆的水放入砂锅，补足清水，大火烧开，小火煮到豆烂，加入冰糖煮到溶化即可。

后记

孩子体质好，一生都受益

在这本书完稿之际，回头看看，我总觉得意犹未尽，还有很多话想对父母们交代。因为在孩子成长过程中，一餐一饮，一茶一饭，做父母的事无巨细，有太多需要注意的地方。

毕竟我不可能把我所有的经验和知识倾囊相授，我也不可能给每个人拿出量身定做的方案，我只能尽可能地把需要把握的原则告诉大家，并且一再强调，大家一定要从观念上重视起来。只有大家发自内心地重视这个问题，才能给孩子最好的照顾。只要你真的愿意行动起来，就能给孩子最好的营养。

不管是身体素质，还是中医所说的"体质"，如果状态良好，孩子是可以受益终身的。因为很多成年人的疾病，是需要从小预防的。众所周知，现如今与膳食结构和生活方式有关的"文明病"或"富贵病"，在中年人群中越来越多。这些疾病的发病原因虽然多种多样，但是，饮食结构绝对是其中最重要的一个原因。与此同时，大家应该也能看到，城市中肥胖儿童越来越多。而这些体重指数超标的儿童，正是"富贵病"的备选人群。

再比如骨质疏松，是中老年人普遍面临的问题。而人一生的骨量积累，大部分发生在儿童、青少年期，如果在这段时间我们能够供给孩子充足的钙质，使骨量的积累达到最大峰值。那么，在孩子中年以后，就可以减少骨质的丢失，进而让骨质疏松症的发生年龄推迟，这样就能最大化地提高孩子中老年时期的生活质量。

营养不均衡是孩子体质最大的影响因素，它对人体健康的影响是一个渐进的过程，最初只是潜在性的，经过较长时间的体内变化，最后才会以各种营养性疾病的形式表现出来。我们看不出来，只是因为因果链条太长，或者没有把因果项联系起来。也许我们在孩子膳食营养方面所做的很多努力暂时并不明显，但所有这些努力，最终都会有成效。

除了影响孩子的体质外，营养还会直接影响孩子的智力。根据中南美洲所做的6～10岁儿童智商与营养之间的关系的研究发现，营养不良、矮小、贫穷的幼儿，他们平均比对照组的儿童智商低下二十几点。现在的孩子当然不可能食不果腹，但是营养不均衡的现象并不罕见，而营养不均衡也属于营养不良。

那么，所有望子成龙、望女成凤的父母，当你要求孩子德智体美劳全面发展的时候，有没有想过，孩子现在的成绩以及未来的成功与否，你有一定的责任的。建议从现在开始，做一些你力所能及的事情吧。